中医历代名家学术研究丛书

主编 潘桂娟

汤尔群 编著

何廉臣

Academic Research Series of Famous
Doctors of Traditional Chinese
Medicine through the Ages

"十三五"国家重点图书出版规划项目

中国中医药出版社

·北 京·

图书在版编目（CIP）数据

中医历代名家学术研究丛书.何廉臣／潘桂娟主编；汤尔群编著.
—北京：中国中医药出版社，2017.9
ISBN 978-7-5132-3672-0

Ⅰ.①中… Ⅱ.①潘… ②汤… Ⅲ.①伤寒（中医）—临床
医学—经验—中国—近代 Ⅳ.① R249.1

中国版本图书馆 CIP 数据核字（2016）第 238988 号

中国中医药出版社出版

北京市朝阳区北三环东路 28 号易亨大厦 16 层
邮政编码 100013
传真 010 64405750
河北新华第二印刷有限责任公司印刷
各地新华书店经销

开本 880×1230 1/32 印张 5.25 字数 134 千字
2017 年 9 月第 1 版 2017 年 9 月第 1 次印刷
书号 ISBN 978 - 7 - 5132 - 3672 - 0

定价 42.00 元
网址 www.cptcm.com

社 长 热 线 010-64405720
购 书 热 线 010-89535836
侵 权 打 假 010-64405753

微信服务号 zgzyycbs
微商城网址 https://kdt.im/LIdUGr
官 方 微 博 http://e.weibo.com/cptcm
天猫旗舰店网址 https://zgzyycbs.tmall.com

如有印装质量问题请与本社出版部联系（010 64405510）

2005 年度国家"973"计划课题"中医理论体系框架结构与内涵研究"（编号：2005CB532503）

2009 年度科技部基础性工作专项重点项目"中医药古籍与方志的文献整理"（编号：2009FY120300）子课题"古代医家学术思想与诊疗经验研究"

2013 年度国家"973"计划项目"中医理论体系框架结构研究"（编号：2013CB532000）

国家中医药管理局重点研究室"中医理论体系结构与内涵研究室"建设规划

"十三五"国家重点图书、音像、电子出版物出版规划（医药卫生）

项目来源及国家重点图书出版计划

前言

中医理论肇始于《黄帝内经》《难经》，本草学探源于《神农本草经》，辨证论治及方剂学发轫于《伤寒杂病论》。在此基础上，历代医家结合自身的思考与实践，提出独具特色的真知灼见，不断革故鼎新，充实完善，使得中医药学具有系统的知识体系结构、丰富的原创理论内涵、显著的临床诊治疗效、深邃的中国哲学背景和特有的话语表达方式。历代医家本身就是"活"的学术载体，他们刻意研精，探微索隐，华叶递荣，日新其用。因此，中医药学发展的历史进程，始终呈现出一派继承不泥古、发扬不离宗的繁荣景象。

中国中医科学院中医基础理论研究所，自2008年起相继依托2005年度国家"973"计划课题"中医学理论体系框架结构与内涵研究"、2009年度科技部基础性工作专项重点项目"中医药古籍与方志的文献整理"子课题"古代医家学术思想与诊疗经验研究"、2013年度国家"973"计划项目"中医理论体系框架结构研究"，以及国家中医药管理局重点研究室"中医理论体系结构与内涵研究室"建设规划，联合北京中医药大学等16所高等院校及科研和医疗机构的专家、学者，选取历代具有代表性或学术特色突出的医家，系统地阐释与解析其代表性学术思想和诊疗经验，旨在发掘与传承、丰富与完善中医理论体系，为提升中医师理论水平和临床实践能力和水平提供参考和借鉴。本套丛书即是此系列研究阶段性成果总结而成。

综观历史，凡能称之为"大医"者，大都博览群书，学问淹博赅洽，集百家之言，成一家之长。因此，我们以每位医家独立成书，尽可能尊重原著，进行总结、提炼和阐发。此外，本丛书的另一个特点是，将医家特色学术观点与临床实践相印证，尽可能选择一些典型医案，用以说明理论的实践价值，便于临床施用。本丛书现已列入《"十三五"国家重点图书、音像、电子出版物出版规划》中的"医药卫生"重点图书出版计划，并将于"十三五"期间完成此项出版计划，拟收载历代102名中医名家，总字数约1600万。

丛书各分册作者，有中医基础学科和临床学科的资深专家、国家及行业重点学科带头人，也有中青年教师、科研人员和临床医师中的学术骨干，分别来自全国高等中医院校、科研机构和临床单位。从学科分布来看，涉及中医基础理论、中医各家学说、中医医史文献、中医经典及中医临床基础、中医临床各学科。全体作者以对中医药事业的拳拳之心，共同努力和无私奉献，历经数年成就了这份艰巨的工作，以实际行动切实履行了传承、运用、发展中医药学术的重大使命。

在完成上述科研项目及丛书撰写、统稿与审订的过程中，研究团队暨编委会和审订委员会全体成员，精益求精之心始终如一。在上述科研项目负责人、丛书总主编、中国中医科学院中医基础理论研究所潘桂娟研究员主持下，由常务副主编张宇鹏副研究员、陈曦副研究员及各分题负责人——翟双庆教授、刘桂荣教授、郑洪新教授、邢玉瑞教授、钱会南教授、马淑然教授、文颖娟教授、陆翔教授、杨卫彬研究员、崔为教授、柳亚平副教授、江泳副教授、王静波博士等，以及医史文献专家张效霞副教授，分别承担或参与了团队的组织和协调，课题任务书和丛书编写体例的起草、修订和具体组织实施，各单位课题研究任务的落实和分册文稿编写和审订等工作。编委会还多次组织工作会议和继续教育项目培训，组织审订委员会专家复审和修订；最终由总主编逐册复审、修订、统稿并组织作者再次修订各分册文稿。自2015年6月开始，编委会将丛书各分册文稿陆续提交中国中医药出版社，拟于2019年12月之前按计划完成本套丛书的出版。

2016年3月，国家中医药管理局颁布了《关于加强中医理论传承创新的若干意见》，指出"加强对传承脉络清晰、理论特色鲜明的古代医家的学术思想研究，深入研究中医对生命、健康与疾病认知理论，系统总结中医养生保健、防病治病理论精华，提升中医理论指导临床实践和产品研发的能力，切实传承中医生命观、健康观、疾病观和预防治疗观"。上述项目研究及丛书的编写，是研究团队对国家层面"加强中医理论传承与创新"号召的积极响应，体现了当代中医学人敢于担当的勇气和矢志不渝的追求！通过此项全国协作的系统工程，凝聚了中医医史、文献、理论、临床研究的专门人才，培育了一支专业化的学术队伍。

在此衷心感谢中国中医科学院及其所属中医基础理论

研究所、中医药信息研究所、研究生院，以及北京中医药大学、陕西中医药大学、山东中医药大学、云南中医学院、安徽中医药大学、辽宁中医药大学、浙江中医药大学、成都中医药大学、湖南中医药大学、长春中医药大学、黑龙江中医药大学、南京中医药大学、河北中医学院、贵阳中医药大学、中日友好医院等 16 家科研、教学、医疗单位，对此项工作的大力支持！衷心感谢中国中医药出版社有关领导及华中健编审、伊丽萦博士及全体编校人员对丛书编写及出版的大力支持！

本丛书即将付梓之际，百余名作者感慨万千！希望广大读者透过本丛书，能够概要纵览中医药学术发展之历史脉络，撷取中医理论之精华，传承千载临床之经验，为中医药学术的振兴和人类卫生保健事业做出应有的贡献！

由于种种原因，书中难免有疏漏之处，敬请读者不吝批评指正，以促进本丛书不断修订和完善，共同推进中医药学术的继承与发扬！

《中医历代名家学术研究丛书》编委会

2016 年 9 月

凡例

一、本套丛书选取的医家，均为历代具有代表性或特色学术思想与临床经验的名家，包括汉代至晋唐医家 6 名、宋金元医家 18 名、明代医家 25 名、清代医家 46 名、民国医家 7 名，总计 102 名。每位医家独立成册，旨在对医家学术思想与诊疗经验等内容进行较为详尽的总结阐发，并进行精要论述。

二、丛书的编写，本着历史、文献、理论研究有机结合的原则，全面解读、系统梳理和深入研究医家原著，适当参考古今有关该医家的各类文献资料，对医家学术思想和诊疗经验，加以发掘、梳理、提炼、升华、概括，将其中具有理论意义、实践价值的独特内容阐发出来。

三、丛书在总体框架上，要求结构合理、层次清晰；在内容阐述上，要求概念正确、表述规范，持论公允、论证充分，观点明确、言之有据；在分册体量上，鉴于每个医家的具体情况不同，总体要求控制在 10 万～20 万字。

四、丛书每一分册的正文结构，分为"生平概述""著作简介""学术思想""临证经验"与"后世影响"五个独立的内容范畴。各分册将拟论述的内容按照逻辑与次序，分门别类地纳入以上五个内容范畴之中。

五、"生平概述"部分，主要包括医家姓名字号、生卒年代、籍贯等基本信息，时代背景、从医经历以及相关问题的考辨等。

六、"著作简介"部分，逐一介绍医家的著作名称（包括现存、已经亡佚又经后人辑复的著作）、卷数、成书年代、主要内容、学术价值等。

七、"学术思想"部分，分为"学术渊源"与"学术特色"两部分进行论述。前者重在阐述医家之家传、师承、私淑（中医经典或前代医家思想对其影响）关系，重点发掘医家学术思想的历史传承与学术渊源；后者主要从独特的学术见解、学术成就、学术特点等方面，总结医家的主要学术思想特色。

八、"临证经验"部分，重点考察和论述医家学术著作中的医案、医论、医话，并有选择地收集历代杂文笔记、地方志等材料，从中提炼整理医家临床诊疗的思路与特色，发掘、总结其独到的诊治方法。此外，还根据医家不同情况，以适当方式选录部分反映医家学术思想与临证特色的医案。

九、"后世影响"部分，主要包括"学术影响与历代评价""学派传承（学术传承）""后世发挥"和"国外流传"等内容。其中，对医家的总体评价，重视和体现学术界共识和主流观点，在此基础上，有理有据地阐明新见解。

十、附以"参考文献"，标示引用著作名称及版本。同时，分册编写过程中涉及的期刊与学位论文，以及未经引用但能体现一定研究水准的期刊与学位论文也一并列出，以充分体现对该医家研究的整体状况。

十一、附以丛书全部医家名录，依照年代时间先后排列，以便查检。

十二、丛书正文标点符号使用，依据《中华人民共和国国家标准标点符号用法》（GB/T 15834–2011）。医家原书中出现的俗字、异体字等一律改为简化正体字，个别不能对应简化字的繁体字酌予保留。

《中医历代名家学术研究丛书》编委会
2016 年 9 月

内容提要

何廉臣，名炳元，字廉臣，号印岩，晚年又自号"越中老朽"；生于清咸丰十一年（1861），卒于民国十八年（1929）；浙江绍兴人，清末民初中医名家，"绍派伤寒"的代表人物。何廉臣校订、编纂、撰著之医书30余种，其中以《增订通俗伤寒论》《重订广温热论》《全国名医验案类编》等，最能反映其医学思想。何廉臣一生致力于中医学术的传承与发展，增订《通俗伤寒论》，发展伤寒学说，强调寒温融合；重订《广温热论》，从伏火论治温病，阐明伏气温病与新感温病的区别，丰富了温病辨证论治体系。本书内容包括何廉臣的生平概述、著作简介、学术思想、临证经验、后世影响等。

何廉臣，名炳元，字廉臣，号印岩，晚年又自号"越中老朽"；生于清咸丰十一年（1861），卒于民国十八年（1929）；浙江绍兴人，清末民初中医名家，"绍派伤寒"的代表人物。何廉臣校订、编纂、撰著之医书 30 余种，其中以《增订通俗伤寒论》《重订广温热论》《感症宝筏》《湿温时疫治疗法》《全国名医验案类编》等，最能反映其医学思想。何廉臣一生致力于中医学术的传承与发展，增订《通俗伤寒论》，发展伤寒学说，强调寒温融合；重订《广温热论》，从伏火论治温病，阐明伏气温病与新感温病的区别，丰富了温病辨证论治体系；重视整理古医籍，兴办中医教育，创建中医学会、学报，改革医案形式，为传承和发展中医做出了重要的贡献。

清末民初，西方思潮大量涌入，东西方文化发生剧烈碰撞，对中国社会产生了巨大影响。中医学在这种寻求变革的时期，也受到西方医学、哲学、科学思想的影响，引发了中医界很多有识之士的思考。何廉臣的一生正处于这一时期，他为中医学术的传承与发展做了很多有益的探索和实践。他早年主张厚古而不薄今，中年致力于"衷中参西"，晚年悉心于继承发扬中医学术。研究何廉臣生平事迹及学术思想，可以反映近代中医发展的历史轨迹。

笔者从中国知网（CNKI）、维普、万方等期刊文献数据库，检索出有关何廉臣的期刊论文 40 余篇。从论文内容来看，关于何廉臣的学术研究较为零散，不能反映何廉臣学术思想的全貌。目前，国内尚无关于何廉臣学术研究的专著，仅有中国中医科学院陆雪秋硕士撰写的《何廉臣生平与学术思想研究》学位论文一部。现代以来，关于何廉臣的学术研究，主要集中在三个方面：一是何廉臣生平研究，主要研究何廉臣的生平事迹及医疗活动；二是何廉臣学术思想研究，主要研究何廉臣伤寒与温病学术思想；三是何廉臣临床特色研究，主要研究何廉臣治疗外感病、痰饮病、血证、儿科病的经验及创立新医案格式等。

　　本书对何廉臣的生平概况、著作内容、学术思想、临证经验、后世影响等，进行了比较全面而系统的阐述。在生平方面，对何廉臣所处时代的背景、生平事迹、从医经历，以及年表进行了系统的梳理和总结。在著作方面，概要介绍了《增订通俗伤寒论》《重订广温热论》《全国名医验案类编》《感症宝筏》《湿温时疫治疗法》等传世著作的内容特点。在学术思想方面，阐明了何廉臣的学术渊源和学术特色，重点论述了何廉臣的伤寒、温病学术思想，以及对叶天士学说的阐发；并简要介绍了何廉臣在中西医汇通方面的观点。在临证经验方面，总结了何廉臣的诊法特点、治疗原则、辨证论治、验方、验案等，重点论述了外感病、杂病诊疗经验。在后世影响方面，介绍了有关评价及何廉臣的学术传承脉络。

　　在此对参考文献的作者以及支持本项研究的各位同仁，表示衷心的感谢！

中国中医科学院中医基础理论研究所　汤尔群

2015 年 6 月

目 录

何廉臣

生平概述

何廉臣，名炳元，字廉臣，号印岩，晚年又自号"越中老朽"；生于清咸丰十一年（1861），卒于民国十八年（1929）；浙江绍兴人，清末民初中医名家，"绍派伤寒"的代表人物。何廉臣一生勤于诊疗和著述，校订、编纂、撰著之医书颇多，总计约30余种，其中，以《增订通俗伤寒论》《重订广温热论》《感症宝筏》《湿温时疫治疗法》《全国名医验案类编》等著作，最能反映其医学思想和临证特点。何廉臣一生致力于中医学术的传承与发展，增订《通俗伤寒论》，发展伤寒学说，强调寒温融合；重订《广温热论》，从伏火论治温病，阐明伏气温病与新感温病的区别，丰富了温病辨证论治体系，促进了温病学说的发展。何廉臣重视整理古医籍，兴办中医教育，创建中医学会、学报，改革医案形式，为传承和发展中医做出了重要的贡献。

一、时代背景

何廉臣所处的时代，中国刚经历过两次鸦片战争，为西方列强所欺辱，处于半殖民地半封建时期。随着西方文化思潮的涌入，对中国社会产生了巨大影响，中西方文化剧烈碰撞。中医界在此社会全面变革的时期，受到西方医学、哲学、科学思想的影响。当时很多医家热衷于衷中参西，主张中西汇通。何廉臣也受到中西汇通思潮的影响，其中年时的治学思路、诊疗思想，可明显看到西学影响的印记。何廉臣晚年，通过对中西两种医学的比较，认为"西医学未必全可取，而中医学未必尽可弃"，主张取其精华，弃其糟粕，广收新知。何廉臣与中医界同仁一起，通过积极组织医药学会，创办中医学术刊物，兴办中医教育，编写中医教材，整理中医古籍，为传承和发展中医，进行了不懈的努力，做出了重要的贡献。1929年南京政府中央卫生委员会提出"废止中医案"，激起全国中医界强烈反对。在中医处于生死存亡的危急关头，何廉臣与医界同仁积极参加中医请愿抗争活动。

二、生平纪略

何廉臣出生于世医之家，祖父何秀山为绍兴名医。其幼习举业，为庠生，乡试两度未中，及冠之年弃儒习医，悬壶于绍城卧龙山麓之宣化坊。先随沈兰垞、严继春、沈云臣学习古医学说，继从名医樊开周临证三年，后又出游访道，集思广益。于上海三年，与丁福保、周雪樵、蔡小香等沪上名医来往密切，返绍后与绍派名医赵晴初结为忘年交。其时，正值西学东渐，又取西医译本悉心研究，积极尝试中西汇通。

清光绪三十四年（1908），何廉臣创办绍兴医药学研究社，任社长；同年六月，创办《绍兴医药学报》，主持编辑事务。1915年，神州医药会绍兴分会成立，何廉臣任评议长。1929年，他不顾年迈多病，仍然十分关心当时医界反对"取缔中医案"的斗争，积极组织北上请愿，由其子幼廉代行。

何廉臣校勘俞根初《通俗伤寒论》，原书3卷，增订为12卷，发明俞根初未尽之处。他重视医案的记载及整理，设计新医案格式为：病源、病状、病所、病变、诊断、疗法、药方、看护。其选编《全国名医验案类编》，即按此格式收载，在全国颇有影响。

何廉臣承寒温融合发展伤寒学说，增订《通俗伤寒论》，为绍派伤寒代表人物。其辨证崇尚六经，结合三焦；重订《广温热论》，从伏火论治温病，阐明伏气温病与新感温病的区别，编著《感症宝筏》《湿温时疫治疗法》《全国名医验案类编》等，促进了温病学说的发展。

何廉臣年谱:

1861 年，何廉臣出生于浙江绍兴县平乐乡。少习举业，后弃儒从医，学习《内经》《难经》《伤寒论》等经典医籍，与同代名医沈兰坨、沈云臣、严继春等切磋医理，后从名医樊开周临证三载，乃悬壶于世。

1886 年，因感临证之不足，在其师樊开周建议下，放弃诊务，出游访道，集思广益，寓苏垣 1 年，与医家马培之等探寻医理。

1887~1891 年，居沪上四载，遇名医，辄相讨论，积极参与医界各项社会活动。

1891 年，因病回绍兴，与赵晴初探寻医理，结为忘年交。在旧寓所宝珠桥出诊。

1903 年，何廉臣到上海行医，并且同周雪樵、蔡小香、丁福保等名医密切交往，积极参与上海医学研究会活动，一道发起组织"中国医学会"等医学活动。

1905 年，"中国医学会"成立，周雪樵被推举为会长，何廉臣被推举为副会长。

1906 年，何廉臣回到绍兴行医，但他仍继续参与上海及全国中医界医学团体的活动。同时，他会同绍兴中医界同道，积极筹备组织绍兴中医药界医学团体。

1907 年，刊行《新医宗必读》。

1908 年 6 月，"绍兴医学药研究社"成立，何廉臣担任社长。"绍兴医药学研究社"正式成立之时，《绍兴医药学报》（月刊）创刊号也正式刊行。起初，该刊总编辑为杜同甲署名，副总编辑为何廉臣，编辑为裘吉生、赵逸仙、骆保安。但是，实际上执行总编辑是何廉臣，而裘吉生也承担了很大部分的总编辑工作。《绍兴医药学报》的办刊宗旨，主要为研究中医药学、介绍西医学、阐发中医药学术。栏目内容包括：论文、古籍选刊、学说、医案、杂录、随讯、近闻等。《绍兴医药学报》于 1908 年创刊，至 1923 年春停刊。

1909 年 4 月，仿照上海、杭州等地以"医学会"命名的模式，"绍兴医药学研究社"改名为"绍兴医学会"，何廉臣担任会长。

1910 年，刊行《绍兴医学会课艺》。

1911 年，刊行《重订广温热论》。

1912 年，刊行《感症宝筏》。上海成立神州医药总会，何廉臣担任该会外埠评论员。同年，北洋政府将中医排斥于正规教育系列之外，全国中医界奋起抗争。

1913 年，刊行《湿温时疫治疗法》。年底，以上海神州医药总会会长余伯陶为首的中医界人士，为争取中医教育合法地位，北上进京请愿，何廉臣与绍兴医学界同仁一起全力支持。他提出"欲保存中国国粹，必先办中医学校；欲办中医学校，必先编医学讲义"。为此，他在《绍兴医药学报》上发表文章，号召中医界组织起来编写教材。

1915 年，何廉臣会同胡瀛峤、裘吉生、曹炳章等人将绍兴医学会（原绍兴医药学研究社）与绍兴医药联合会合并，成立了神州医药总会绍兴分会。

1916 年，开始增订《通俗伤寒论》。

1916~1921 年，先后出版《医药丛书》《国医百家》，校勘古书 110 多种，名曰《绍兴医药丛书》。

1921 年，何廉臣主持绍兴地区的中医考试，每月举办学术汇讲、病案讨论等中医研讨活动，对临床医生进行辅导培训。他亲自阅卷，解答考题，之后还将试题答案汇编成册，取名《绍兴医学课艺题解》，发给会员，供学习参考之用。

1923 年，《绍兴医药学报》出版至第 141 期停办。

1924 年，何廉臣、曹炳章另办《绍兴医药月刊》。

1927 年，刊行《全国名医验案类编》。

1928 年 10 月，刊行《新增伤寒广要》。《绍兴医药月报》停刊。《绍兴医药学报》与《绍兴医药月报》前后历时 20 年，在何廉臣、裘吉生等人的努力下，这些刊物成为当时全国中医界学术讨论和争鸣的重要平台，为全国交流学术经验，提高临床业务水平发挥了重要作用。

1929 年，南京政府中央卫生委员会提出"废止中医案"，激起全国中医界的强烈愤慨。中医界决定在上海召开全国中医药代表大会，组织医药救亡请愿团赴南京请愿，抗议"废止中医案"，争取中医的合法地位。何廉臣与裘吉生等，为组织此次大会积极宣传，做了大量工作。由于何廉臣年迈体弱，疾病缠身，未能亲自参加请愿活动，而令其子幼廉代行，随裘吉生、曹炳章等北上抗议。1929 年 8 月 12 日，当请愿活动初获胜利之时，何廉臣却悄然逝世，享年 70 岁。

三、从医经历

（一）弃儒从医，游学苏沪

何廉臣少年时期，遵父辈旨意攻读古代诸子经典，准备走科举之路，早岁考上诸生之后，两度参加乡试均未中，故转而学医，专心学习《内经》《难经》《伤寒论》《金匮要略》等经典医籍，随当地名医沈兰坨、沈云臣、严继春等学习医理，后又师从名医樊开周临证三载，后悬壶于绍城卧龙山麓之宣化坊。

何廉臣临证数年，自觉多有不足之处，在其师樊开周的建议下，何廉臣于光绪十二年（1886）放弃诊务，出游访道，遍访名医。何氏先到叶天士学说盛行的苏州等地游学，在苏州居住 1 年，与马培之交往甚密；后到上海 3 年，与丁福保、周雪樵、蔡小香等沪上名医来往密切。何氏遇名医则虚心请教，相与讨论，并积极参与医界各项社会活动。

（二）勤于诊务，尤擅伤寒

清光绪十七年（1891）秋，何廉臣因病回绍。回绍后，何廉臣与绍派名医赵晴初结为忘年交，继续探寻医理。何廉臣勤于诊务，每日从 9 点钟起 11 点止在宝珠桥旧寓候诊，余时在府桥下宣化坊出诊。1903 年，同义施医局成立，何廉臣在此施诊。何廉臣精于内、妇、儿等科，尤以伤寒最为擅长，深精绍派伤寒之精髓。杜同甲（1924 年任《绍兴月报》总编辑）谓何廉臣："究心岐黄四十余载，其治伤寒，尤为名家。"张山雷称其："堪于孟英、九芝两家相颉颃，鼎峙成三而无愧色。"

（三）整理古籍，保存国粹

清末民初，西洋医学的传入，对中医造成巨大冲击，中西医学在疾病病因、病机、诊断、治疗等方面形成鲜明对比。本来中西医学各有所长，然而民国政府却采取多种措施，限制、取消中医。在这个历史潮流的关键时刻，何廉臣提出通过整理医籍以保存国粹，在继承的基础上发扬中医，为在逆境中的中医学求得生存，做出了重要贡献。

何廉臣治学严谨，对《内经》《伤寒论》以及明清各家学说均有较深造诣。何廉臣任绍兴医学会会长期间，通过该会发行了众多书籍，如 1916~1921 年间，先后出版了《医药丛书》《国医百家》等。此外，还校订刊刻古医书 110 种，名曰《绍兴医药丛书》，开近代编撰丛书之先河，当时许多名老中医的宝贵经验以及一些稀有医籍，正是由于《绍兴医药学报》的刊登，才得以保存流传。何廉臣与裘庆元、曹炳章，被并称为民国时期"整理古籍、保存国粹"的三大代表人物。何廉臣在文献整理过程中，集思广益，广征博引，融会贯通伤寒温病，善于将文献整理与临床密切结合，切于实用。何廉臣引用前贤，如陈无择、李东垣、朱丹溪、李士材、王肯堂、喻嘉言、叶天士、吴鞠通、陆九芝、王孟英、俞根初、唐容川等古今百余位医家之学术经验，集成而融于一炉。何廉臣著作颇多，初步整理已刊之作计 30 余种。

（四）积极参加各类医事活动

何廉臣于 1908 年 3 月与裘吉生等人开始着手创办绍兴医药研究会，并于同年 6 月创刊《绍兴医药学报》。此外，何廉臣自光绪二十四年（1908）起，出任绍兴医药研究会会长，任《绍兴医药学报》副主编，1915 年任神州医学会绍兴分会评议长主持工作，并任神州医药总会外埠评议员，1919 年任山西中医改进研究会名誉理事，1924 年《绍兴医药学报》改名为《绍兴医药月报》，何廉臣任副总编辑主持事务。1927 年任绍兴中西医学会监察委员会委员长。此外，何廉臣联合杨质安、裘吉生、曹炳章等人，积极倡导创办施医局为民诊病。由名流绅士集款，在绍兴创设同义施医局、同善施医局、仁寿施医社、凌霄社等多个慈善医疗机构，从事施医施药活动。1929 年南京政府中央卫生委员会提出废止中医案，激起全国中医界强烈反对，何廉臣与医界同仁积极参加中医请愿抗争活动。

何廉臣

著作简介

何廉臣著作颇多，初步整理已刊之作，总计30余种。包括以下几类：

著作类：《增订通俗伤寒论》《全国名医验案类编》《内科证治全书》《中风新论》《湿温时疫治疗法》《实验药物学》《药学汇讲》《肺痨汇篇》《喉痧白喉证治全书》《廉臣医案》等。

教材类：《新医宗必读》《新方歌选》《全体总论》《勘病要诀》《药学粹言》《内科通论》《内经存真》《绍兴医学会课艺题解》《脉学汇阐》《实验药用要言》《实验汉药学》《实验要药分剂》《新纂儿科诊断学》《绍兴县同善局医方汇选》《实验喉科学讲义》《痛风新论》等。

重订类：《重订广温热论》《感症宝筏》《增订时病论》《新增伤寒论识》等。

校按类：《吴鞠通医案按》《叶天士医案按》《续古今医案按》《增订伤寒百证歌》《新证伤寒广要》《鉴定伤寒论诀》《伤寒论述义》《新订温病条辨》等。

由于历史原因，现保存下来的何廉臣著作仅有10余本。其中，《新医宗必读》《重订广温热论》《感症宝筏》《湿温时疫治疗法》《增订通俗伤寒论》《儿科诊断学》《叶天士医案按》《实验药物学》《全国名医验案类编》为其代表著作，涉及医理、温病、伤寒、内科、儿科、本草、医案等多个方面。

一、《新医宗必读》

《新医宗必读》，共4卷，何廉臣撰，陈莲舫、蔡元培亲笔作序。全书汇辑以下专论：医与国家关系论、医非小道论、医必先明十要论、医宜开化病家论、中国医学源流论、泰西医学源流论、中西医学折衷论、中西医异同论、医学改良论、中医急宜讲全体学论、人身一机器论、越医传派论、医家应尽义务论等，共计 13 篇。书中所论，比较中西医学之优劣，倡导改良维新，反映出当时历史背景下中医界的思索与努力。全书仿照李士材《医宗必读》之体例编写，取材于历代基础读物中精切实用者，并结合何廉臣之临床经验及课徒体会，分基础、临床、药物、方剂 4 部分编成。此书现存清光绪三十三年丁未（1907）抄本、宣统元年（1909）上海医学研究会编《医学丛书》本。

二、《绍兴医学会课艺》

《绍兴医学会课艺》，为绍兴医学会课艺论文集，何廉臣编。1910 年浙东印书局铅印本。全书共 4 题，首题为任玉麟、周炳华等 18 位医者对医学之道必有宗传，以及外感、内伤杂症的专门论述，推崇张仲景、叶天士、吴又可、薛雪、吴鞠通等学说；次题为何光华、骆秉璋等 10 人对外感内伤诊脉异同的辨述；第三题为何拯华、任玉麟等 8 人对喉痧、白喉诊脉异同论述；第四题为周炳墀、何拯华等 18 位医者对用药原则的阐述。此书较为集中地反映了何廉臣等的临证心得，对后学有一定参考价值。

三、《感症宝筏》

《感症宝筏》，共 8 卷，1912 年刊行。此书乃何廉臣根据吴坤安原著《伤寒指掌》重订，并分段加按语编著所成。他在此书自序中提到，在陈载安先生后裔处见到《伤寒指掌》的抄本，抄本表面自题："此归安吴坤安先生撰，未曾刊行于世。丁巳春，余游武林，晋谒陆定圃函丈，抄录惠赠。披读下，不独正伤表证多所发明，即凡杂感类伤寒，亦井井有条，不差累黍，可谓感症宝筏矣。后学熟读之。略缀数言，以志不忘友谊……"何廉臣得此书后，悉心校勘，缺者补之，讹者正之，并遵陈先生意，改定其名为《感症宝筏》。

此书认为，伤寒是热病的总名，书中首论六经本病，次述变病类病。其论六经病证，先列主要症状，次以方证并治。书中博收了治疗外感病证的古法与新法。古法悉本《证治准绳》《医宗金鉴》以及《伤寒来苏集》等，新法则参叶天士、薛生白等的治疗心得，可谓深得前贤要领，于温热、暑热、疫疠之类伤寒，辨析明白，立法处方随证变通，依从温热病性取治，处方可见其经验之富，学识之专。

书中分列本病、并病之述古，及本病、并病之心得新法，条例清楚，方药清新，切实可用。书中荟萃"伤寒""温病"之学，指出"以南方近日之伤寒，大半属于温热，治法与伤寒不侔，伤寒入足经，而温邪入手经。伤寒宜表，而温邪忌汗；伤寒药宜温，而温病药宜辛凉。苟不辨明，必多误治"。

四、《湿温时疫治疗法》

《湿温时疫治疗法》，共4章，绍兴医学会编，1913年绍兴医学书报社铅印本。此书为绍兴医学会会员精研湿温症治之手稿，系由该会会员深入调查、临床实践摸索总结而来。由何廉臣，陈樾乔2人主编，曾陆续分载于《绍兴医学卫生报》，后响应多方需求，汇订成册，出版印行。

此书第一章为病名之定义，简述了中西医对该病的定名；第二章为病因之原理，论述湿温时疫发生的原因及机理；第三章为症状及疗法，详述湿温时疫的分类及各类病证的诊治方法；第四章为卫生及预防，论述已病之调护和未病之预防方法，后附有治验良方135首。

　　此书系统阐述湿温时疫之演变、转归及防治方法，间杂中西医汇通之论，切于实用。论述湿温的病因、病理、病状，以及中医的治疗方法，以及湿温化症，如湿温化疼气、霍乱、疟症、痢疾、泄泻、黄疸、水痘等治疗，博采前人治疗经验，参以各个会员的实践心得，所定方药对临床有参考价值。此书还论述了现代卫生防疫知识，对现代预防湿温病起指导作用。

　　此书的突出特点是：论证系统，施治具体，切于实用。编者根据该会会员调查之报告及各会员临证之实践，对湿温时疫的因、机、证、治及预防护理进行了系统论述。从病名来说，认为"无传染性者，谓之湿温时病；有传染性者，则为湿温时疫"。发生时疫的原因，"或由于腐烂之草木，或由于污水之潜热，或由于埃槽粪溺之秽浊，或由于死狗死猫之臭毒"。值夏秋之时，"光热吸引，遂使一切不正之杂气，升降流行于上下之间。凡在气交之中，无男无女，无老无幼，无少无壮，不能不共传染"。于临床证治，指出"本病之最要紧者，当分为急性时疫、慢性时疫之二种"。其中急性时疫是"血分温毒病"，其邪"伏于血络"，治以清热救燥息风为主；慢性时疫则"纯是气分湿秽病"，治疗则当权衡湿热的孰轻孰重以治之。湿多者，其病发自太阴脾，治当"以轻开肺气为主"，宜藿朴夏苓汤，使"汗利兼行，自然湿开热透，表里双解"。热多者，其病多发于阳明胃肠，虽或外兼风热，然总属热结在里，治当通里达外，使伏邪从汗利而双解，可选用枳实、栀、豉合刘氏桔梗汤再加茵陈、贯众之清热解毒。至于湿温之变证，又分为湿热之化瘀气、化霍乱、化疟疾、化泄泻、化黄疸、化水痘之不同一一分别施治。在预防方面，也注意饮食的清洁，环境的干净，空气的新鲜，病人的隔离等，有现实的指导意义。同时，书中所选用的方剂，如连朴饮、纯阳正气丸、藿香正气散、藿朴夏苓汤等，也皆为古今治湿温之良方。此书对湿温时疫之论治，可谓详切，足资临证参考。

五、《重订广温热论》

《重订广温热论》，共 5 卷，何廉臣重订，1914 年绍兴浙东印书局铅印本。何廉臣根据陆九芝《广温热论》重新校勘补充，增加了论温热四时皆有、论温热伏气与新感不同、论温热即是伏火、温热本症疗法、温热遗症疗法、论小儿温热、温热验方、验方妙用、温热验案、温热本症医案、温热兼症医案等，丰富了此书内容。

六、《儿科诊断学》

《儿科诊断学》，一名《新纂儿科诊断学》，何廉臣编，刊于 1918 年，上海大东书局铅印本。此书为儿科诊断学之专著，以望、闻、问、按、切 5 门为纲，讨论儿科疾病之诊断法。所论均切合临床实用，尤其按诊，更多见地，发前人所未发。全书共 8 章 35 节。第一至六章，分列望诊、问诊、闻诊、按诊、检诊及切脉纲要；第七、八章，包括六诊纲要、辨证纲要。此书在历代儿科名家诊断法基础上，增加按、检两诊，将中西医并参，旨在提高诊断准确率。

七、《叶天士医案按》

《叶天士医案按》，共 4 卷，何廉臣辑，现存 1921 年绍兴明强书局铅印本。本书系何廉臣取《徐批临证指南》《周批叶案存真》《张刻叶案真本》《陈钞长洲眉寿存案》《虚劳汇案》《女科医案》《南阳叶氏方案》及《三家医案》《景岳发挥》《古今医案》之叶案，择其精华编次整理而成：全书凡四卷，首列内科医案为第一卷，分外感时病、内伤杂病两大纲：时病以时症时疫为总目，次分各症子目；杂证以头脑病、脏腑病、四肢躯壳病为总目，亦分各症子目，每门案首均著小引。妇女、小儿、口齿、咽喉、痈疽等病案，统编于二、三、四卷中。本书汇选叶案，均择其精当切用者，其重复及脉舌不详者一概删去。如《临证指南》成案虽多，入选者仅十之三四；《叶案存真》及《三家医案》之案虽少，入选者却十之四五；《景岳发挥》《古今医案》之叶案方论俱佳，入选者十之八九；至于《南阳叶氏方案》四卷，《眉寿存案》《虚劳汇案》《妇科验案》各 1 卷，认为是叶天士晚年佳案，附列验方，尤为叶案之特色，故全录之。书中医案逐条详加按语，发挥其未尽之义，使叶天士辨证用药之特色昭然若揭，诸案所载病因证候、立法定方、议论精华、方药切当者，以及叙脉和病因证候紧要关键之处，均有密点密圈标出，以示醒目。此书可供叶天士学术研究参考。

八、《绍兴县警察所考取医生试艺选刊》

《绍兴县警察所考取医生试艺选刊》，何廉臣、裘吉生合编，1921 年绍兴医药学报社铅印本。1921 年，浙江省警务处处长夏定侯虑病家被庸医所误，故制定医生规则 22 条，呈报浙江省长咨部审定，颁发各县举行考试。同年，绍兴县警察所收到浙江省府下达命令，特请神州医药学会绍兴分会正会长何廉臣、副会长裘吉生、评议员周樾铭会商主试，第一试为《内经》题。此书系从第一试合格试卷中，选出 34 份试卷刊印出版。

九、《绍兴县同善局医方汇选》

《绍兴县同善局医方汇选》，何廉臣等撰，1921 年张钟沅铅印本。书中列内科时症、内科杂症、妇科杂症、儿科杂症、咽喉病5门，列方382首。每方均以病案形式记述，首列患者姓名、所患疾病、主要表现，后为治法、处方、煎服法等内容，末为医生姓名。

十、《实验药物学》

《实验药物学》，共9卷，何廉臣撰，1924年刊印，由大东书局印行。现存1924年浙江中医专门学校铅印本。此书以中医传统药物学理论为主，旁参中西医实验研究中药之成果，结合何廉臣的临床用药心得，中西并论，新义殊多。全书收载药物373种，分发散、涌吐、清凉、和解、开透、通利、攻泻、温热、消化等九剂。每剂之下又分若干小类，如发散剂分温散风寒、凉散风热、燥散风湿、解散风毒、升散郁火等五类；和解剂又分和解表里、和解三焦两类；攻泻剂又分攻气泻水、攻血泻瘀、攻食泻火、攻积泻虫等四类。每药简述其属性分类、性味归经、功效主治，并引录文献，结合临床心得，说明药物的实际应用。

十一、《全国名医验案类编》

《全国名医验案类编》，共14卷，何廉臣编，1929年上海大东书局铅印本。全书刊行后，在海内外引起极大反响，成为治疗急性热病的重要参考著作。

1924年，何廉臣在《绍兴医药学报》上，发表"征求全国名医验案缘起"。何廉臣谓"案者，断也，惟能断，乃可称案。方者，法也，惟良法，乃得流传"。又因"我国幅员之大，广谷大川异制，民生其间着异俗，南北土性燥湿，民气强弱之不同，与医理皆息息相关，故一切病源、病状、诊候、方脉，决不能强使一致，苟非各出验案以析异同，资比较，将无以指迷广见而速医学之进步焉"等，基于以上原因征集全国名医验案，以促进医学交流学术的进步，使"治病与受治者皆蒙其福也"。

何廉臣以此案式征求医案，期限以民国十三年（1924）夏历六月望起至十二月二十日止，从征集的千个医案中精选出具有代表性的医案，编纂成《全国名医验案类编》。这些案例共 408 则，每案都有固定程式，内容丰富，病类广泛，分为上下集。上集为四时六淫病案，下集为八大传染病案。全书以外感六淫、八大传染病，为时病疫病之大纲，大纲之中，又有子目。如风淫病案，凡本证、兼证、夹证、变证，名虽各异，而因于风淫者皆统括于其中。

何廉臣创立统一医案式，分为病源、病状、病所、病变、诊断、疗法、药方、看护等 8 个方面。

①病源：《内经》所谓治病必求其源也；

②病状：徐灵胎谓一病有一病之症状也；

③病所：毛对山所谓病之所在是也；

④病变：缪仲淳所谓病有初中末，症必有传变也；

⑤诊断：诊者审也，断者判也。审其舌苔脉至，参合病源、病状、病所及病变，以判决其病势之轻重，病机之安危也；

⑥疗法：宜分外治、内治两法，随机应变；

⑦药方：如湿温用三仁汤加减，暑湿用苍术白虎汤加减之类；

⑧看护：即教病家卫生之要法。如衣被宜洁净，饮食宜淡泊，卧房宜宽畅，窗户宜开爽，待人勿杂，灯火少燃，清风徐来，病气自然消散。至于药剂，或宜多煎，或宜少水，或宜多水，或宜先入，或宜后入，或宜泡服，或宜冲服，医者须一一告明病者。

十二、《增订伤寒百证歌注》

《增订伤寒百证歌注》，共 4 卷，宋·许叔微撰，何廉臣增订，1931、1936 年上海六也堂书局铅印本。卷首有王恕常作何廉臣先生传及自序。对宋·许叔微《伤寒百证歌》之不足及难以理解处加以浅注，使之缕析条分，读者有所依据。

十三、《新增伤寒论广要》

《新增伤寒论广要》，共 12 卷，日·丹波元简撰，何廉臣增订，1928 年、1931 年、1939 年上海六也堂书局铅印本。据日本丹波元坚《伤寒广要》之中译本校勘，增订个别内容而成。

十四、《何氏医学丛书》

《何氏医学丛书》，何廉臣编，1931 年上海六也堂书局铅印本。全书计 4 种。其中汇编日本医家论述伤寒之专著 3 部，包括丹波元坚《新增伤寒论广要》(12 卷)，《伤寒论述义》(5 卷)，浅田栗园《伤寒论识》(6 卷)。另一种，为南宋许叔微撰《增订伤寒百证歌注》(4 卷)。

十五、《增订通俗伤寒论》

《增订通俗伤寒论》，共 12 卷，清·俞根初撰，何廉臣增订，1932 年上海六也堂书局铅印本。此书对俞根初之原著，耗时 13 年（1916~1929）重

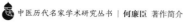

新进行校勘、补充，使得原书内容大大增加，由原来的 3 卷增加到 12 卷，引证丰富多彩，后人称之为"四时感症之诊疗全书"。1934 年上海六也堂书局印发。与俞根初原著相比，全书增加了"廉勘""幼廉按""炳章按"等按语，及"周越铭新撰方歌""六经舌苔歌""吴坤安察舌辨证歌诀"等。另外，对部分章节顺序进行了调整。

何廉臣分条分段对该书加按阐释，并随文对绍派伤寒学术思想予以进一步发挥。何廉臣提出伤寒证治不外 4 法："曰伤寒初起本证治法；曰伤寒初起兼证治法；曰伤寒日久化寒，并误治化寒证治；曰伤寒日久化热，并误治化热证治。其霍乱、风湿、食复、劳复，以杂症附之。"何廉臣还对伤寒多种兼证、夹证发挥自己的看法，深化了对每一种疾病的认识，补充了诊断、治法、方药等内容，以补俞根初未尽之处。补充了黄耳伤寒、赤膈伤寒的治验论案；夹痛伤寒，俞根初之说甚简，何廉臣广收众方，分列10 法；夹胀伤寒，何廉臣参考 39 位医家学说，引用验方达 109 首，对肿、胀、臌、蛊进行详细的分析，并列相应治则和方药，提出胀有 10 胀、臌有5 臌之说。何廉臣增订《通俗伤寒论》，善于集百家之言，逐条逐段添加按语。这些医家包括：伤寒学派医家，如尤在泾《金匮翼》、张石顽《张氏医通》；温病学派医家，如叶天士《外感温热论篇》、吴鞠通《温病条辨》、王孟英《温热经纬》等。此外，还将危亦林《世医得效方》、陆九芝《不谢方》、唐容川《血证论》、朱丹溪《格致余论》、傅青主《傅青主女科》、李东垣《脾胃论》、雷少逸《时病论》等著作中的医论、验方、用药，按照辨证进行归纳，筛选出切合临床的有效方药，大大丰富了该书的内容，此为绍派伤寒第一次集大成之作。何廉臣增订的《通俗伤寒论》，承前贤俞根初、何秀山之学，其治学方法对后人曹炳章、徐荣斋等也有启发，该书在绍派伤寒的发展史上处于举足轻重的地位，起到了承前启后的作用，后人对此书颇为推崇。

以下书籍可查到书目但未见于世，疑已佚。

《内经存真》《勘病要诀》《药学粹言》《药学汇讲》《廿十一种卫生要药用法》《新方歌诀》《伤寒论识》《伤寒论述义》《肺痨要诀》《中风新诠》《内科证治全书》《痛风新诠》《妇科学粹》《何氏医论》《印岩医话》《续古今医案按》《吴鞠通医案按》《廉臣医案》《喉痧白喉诊治全书》《全体总论》《内科通论》《医学妙谛》《增订时病论》《新增温病条辨》。

何廉臣

学术思想

一、学术渊源

（一）家学渊源

何廉臣早期秉承家学，其祖父何秀山为当地名医，为"绍派伤寒"名家。何廉臣的启蒙老师，即是其祖父何秀山，可谓自幼耳濡目染。他提及家学渊源时说："百家者流，莫大于医，医莫先于渊源。吾家医学之源，始自吾先祖秀山公，笃嗜医学，博览群书，家藏医籍，七千余卷。"何廉臣弱冠进学，乡试因礼仪不周而落第，乃发愤学医，终成一代名医。

（二）师从名医

何廉臣还曾随沈兰垞、严继春、沈云臣诸医家研习医理。研经三年，对于《内经》《难经》《伤寒论》等经旨渐有所悟，后学习金元四大家之学，亦有所心得。之后，又随名医樊开周临证 3 年，悉心汲取老师丰富的临床经验，并留心于明清各家学说。何廉臣于临证后深感学识不足，医术仍未臻至境。于是，他决计放弃诊务，离绍出游访道。其赴苏州、上海访师问友三四年，并与绍派名医赵晴初结为忘年交，获益良多。何廉臣曾在上海留居 3 年，每遇名医，辄相讨论。与丁福保、周雪樵、蔡小香等沪上名医来往密切。

（三）私淑叶天士

何廉臣对名医叶天士很是崇敬，其钻研叶天士学术并自号印岩，在治病处方时，努力做到与叶天士心心相印。他除揣摩《临证指南医案》以外，还致力于吴坤安、俞震、吴鞠通、石寿棠、王孟英、陆九芝等诸家学说，深得其精髓，而不落其窠臼。其自述"凡类于叶法者，靡不讲求而研究之"。何廉臣虽以叶天士为师，但不盲从叶天士之说，针对具体问题敢于提出自己的见解。如其认为叶天士所论温热病属于新感，但感证中新感少，易治；伏气多，难治。

（四）发扬绍派伤寒学说

何廉臣受赵晴初等绍派医家的影响，主张以六经辨热病，商榷卫气营血学说，倾心于俞根初之《通俗伤寒论》，以其为底本加按、校勘、补缺而成《增订通俗伤寒论》12 卷，对俞根初之学术加以发挥，将伤寒、温病融于一炉，而无偏主一格之弊，并结合地土风情研究，大大发扬了绍派伤寒学说。

二、学术特色

（一）伤寒学术思想

何廉臣学识渊博，乃集理论和临床于一身之大家。其推崇张仲景，致力于伤寒之学，重订俞根初《通俗伤寒论》，发展寒温融合之说，传承绍派伤寒之学，为绍派伤寒之中坚。如杜同甲（1908 年任《绍兴医药学报》总编辑）评何廉臣说："穷心岐黄四十余载，其治伤寒，尤为名家。"现总结概括其主要观点如下：

1. 伤寒为外感病的总称

何廉臣受俞根初论伤寒的影响，认为伤寒为所有外感病的总称，《伤寒论》是论治外感病的祖书，该书为治疗外感病、时病提供了大法。如其曰："伤寒为外感之总名。仲景《伤寒论》，统论外感之祖书。《伤寒论》，治时病之法也。"

何廉臣认为，风、暑、火、湿、燥、寒六气皆能致病，尤重火邪。指

出五气、五志皆能化火，火为病之大源。其曰："风暑湿燥寒，乃天地之
气行于四时者也。惟夏令属火，日光最烈……而人之火病独多者，以风寒
暑湿，悉能化火，五志过动，无不生火，则又天气与人性交合化火之大
源也。"

2. 辨伤寒六经三焦并重

何廉臣在继承俞根初六经形层说的基础上又有所发挥，提出三焦分论
伤寒，深刻剖析三焦分论伤寒的意义，认为六经本身就包含了三焦。他认
为六经为伤寒邪气侵入的途径，三焦为邪气入里与痰饮、瘀血等搏结的场
所。如何廉臣曰："张长沙治伤寒法，虽分六经，亦不外三焦。言六经者，
明邪所从入之门，经行之径，病之所由起所由传也；不外三焦者，以有形
之痰涎、水饮、瘀血、渣滓，为邪所搏结，病之所成所由变也。"

何廉臣指出，病在表当辨六经，病在里当辨三焦。上焦乃膈膜以上，
心肺所居之所；膈膜以下，脾胃二肠肾膀胱所居之所，为下焦；膈膜为中
焦。上中二焦乃清气与津液往来之所，病变为痰涎、水饮，特点是与气互
结；下焦乃渣滓瘀浊之物聚集之所，邪气入里与其相结而为病。其曰："窃
谓病在躯壳，当分六经形层；病入内脏，当辨三焦部分。详审其所夹何邪，
分际清析，庶免颟顸之弊。其分析法，首辨三焦部分，膈膜以上，清气主
之，肺与心也；膈膜以下，浊气主之，脾胃二肠内肾膀胱也；界乎清浊之
间者为膈膜，乃肝胆部分也。从膈下而上，上至胸，旁至胁，皆清气与津
液往来之所，其病不外痰涎水饮，为邪所击搏，与气互结。由胃中脘，及
腹中，下抵少腹，乃有渣滓瘀浊之物，邪气得以依附之而成下证，此上中
下三焦之大要也。"

何廉臣把三焦辨证纳入六经辨证之中，使二者有机地结合起来，充实
和发展了六经辨证方法。正如其所言："定六经以治百病，乃古来历圣相传
之定法；从三焦以治时证，为后贤别开生面之活法。"

3. 提出三阳分层说

何廉臣在俞根初六经形层说的基础上，提出三阳分层说。指出邪入三阳，太阳为第一层，少阳为第二层，阳明为第三层，伤寒先入太阳少阳，最终归于阳明胃土。如其曰："窃谓太阳主皮，为躯体最外一层。少阳主腠，为躯壳上第二层，盖腠理即网膜，《金匮》所谓'三焦通会元真之处也'，故太少两阳，病在皮腠，证多传变，两阳合明，病归中土，故不复传。由是推之，三阳传经，亦当以太阳、少阳、阳明为次。"还指出，"身虽大热而仍恶寒者"属于太阳，"寒已而热，热已而汗，寒热往来者"属少阳，"始虽恶寒，一热而不复恶寒者"属阳明。

何廉臣提出三阳分层说，继承并发扬了张仲景的六经辨证体系，也为临床诊治外感病，预测疾病变化，截断病程，提供了参考。

4. 对伤寒六经传变的认识

（1）伤寒可传手足经

何廉臣批驳"伤寒传足不传手"之说，认为伤寒可向十二经发生传变。如其曰："兼胃经证者，是少阳转属阳明，二阳合病……兼脾经证，由于失表，腠理闭塞，相火被湿郁遏，斑不得透之候；兼肾经证，由少阳相火大炽，逼入少阴，阴伤热盛之候；兼肺经证，由相火烁肺，热咳痰嗽，胸膈气痹之候；兼心经证，必其人心虚有痰，一经相火薰蒸，痰火即蒙闭清窍，每有目睛微定，昏厥如尸之候；兼小肠经证，由相火下窜，热结小肠，小肠为火府，两火相煽，每有逆乘心包之候；兼大肠经证，由相火炽盛，热结在里，心上痞硬，复往来寒热而呕者，热结肠痹也。"由此可知，伤寒由太阳入里，均可向胃经、脾经、肾经、肺经、心经、小肠经、大肠经等十二经传变，非局限于伤寒传足不传手之说。

（2）伤寒传入厥阴有手足之别

自古论伤寒，终传入足厥阴肝经，见寒热往来之象，治以寒温平调，

代表方如乌梅丸、干姜芩连人参汤等。何廉臣在此基础上提出，邪传厥阴
当辨手足两经。如其曰："一切感证，邪传厥阴，当辨手足两经。"因手厥
阴为包络，主血亦主脉，而足厥阴为肝，主藏血亦主回血，传入途径不同，
症状各异，治法亦不同。何廉臣提出，邪入手厥阴，表现为"渴欲饮水，
气上冲心，心中疼热，此由包络挟心火之热，发动于上，甚则发厥，不语
如尸"，为"包络黏涎瘀血，阻塞心与脑神气出入之清窍"，治以"涤涎祛
瘀，通络开窍为君，参以散火透热"；邪入足厥阴，"或寒热互相进退，为
厥热往来，或外寒内热，为厥深者热亦深，或下寒上热，为饥不欲食，食
则吐蛔，或阴搏阳回，为左旋右转之抽风，或阳回阴复，为厥热停匀而自
愈"，均为寒热错杂之表现，当治以"苦降辛通酸泄为君，或佐熄风，或佐
存阴"。

（3）伤寒传变多由失治误治引起

何廉臣认为，伤寒一证，如辨证得法则药到病除；之所以会出现传变
如此之多的现象，究其原因，多由失治误治引起。患者或感受寒邪之时，
又感受其它邪气，或本身有宿疾，或素体阴虚多火，或素体阳虚多湿，都
是可能导致传变多端的影响因素。其曰："伤寒一证，轻则用葱白香豉汤加
味，重则用苏羌达表汤加减，或用麻黄汤减其用量，往往一汗即解，热退
身凉而愈。何至于缠绵床席，传变有如斯之多，变证轻重如斯之不一？推
原其故，半由因循失治，半由纵横杂治，或由别兼他邪，或由另夹宿病，
或由素禀阴虚多火，或由素体阳虚多湿。有此种种原因，故变证层出不穷，
方法亦随机策应。"

5. 绍兴伤寒，辨证重湿

绍兴地临海滨，气候湿热，人多感湿。何廉臣根据这一地域特点，对
绍地伤寒夹湿的辨证治疗提出了独到的见解。他从临床实践中体会到，时
病者每多夹湿，故辨证重湿。如其曰："吾绍地居卑湿，天时温暖，人多喜

饮茶酒，恣食瓜果。素体阳旺者，胃湿恒多。素体阴盛者，脾湿亦不少。一逢夏秋之间，日间受暑，夜间贪凉，故人病伤寒兼湿为独多。"因绍兴地处江南，气候温润，感寒者少，感温者多，病者有"恒多夹湿"的特点，故伤寒辨证重湿。

何廉臣还谈到，"俞氏区别兼寒湿、兼湿热、两端，分际极清，治法方药，亦属正宗，予每宗其法，初用辛淡芳透以解表，藿香正气汤加减最为繁用"。此言藿香正气汤最为繁用，主要是对初起伤寒夹湿而言。何廉臣还注意观察患者体质，如"体肥而面色白者"，为阳虚体质，则兼顾阳气，治用"甘辛淡温法，或佐桂、苓，或佐姜、术"；如"体瘦而面苍者"，为阴虚津亏体质，则兼顾津液，治用"辛淡凉法，或佐芦、茅二根，或佐梨、蔗二汁"。

6.重视祛邪，强调透达

何廉臣治伤寒以祛邪为首务，开表为目的，实是给伏邪疏通外出之路。如其曰："伏温自内发，风寒从外搏，而为内热外寒之证者，予治甚多，重则麻杏石甘汤加连翘、牛蒡、桑叶、丹皮，轻则桑菊饮加麻黄，惟麻黄用量极轻，约二分至三分为止。但取其轻扬之性，疏肺透表，效如桴鼓。"疏肺透表，是为了给邪以出路。对热证伤寒，何廉臣主张先解新邪，"新邪既解再治伏邪，方不碍手"。故对张锡纯寒解汤在用知母、石膏清胃的同时，复用连翘、蝉衣透达于表，"引胃中化而欲散之热，仍还太阳作汗而解"的治法非常推崇。这也是其重视祛邪，强调透达的表现。

此外，何廉臣于望诊首重观目，自成一家；辨舌苔划分六经，别出新意；伤寒分本证、兼证、夹证、坏证、复证详论；病情又有大伤寒、小伤寒之分；调理按病中、痊后、食物、气候、起居细求，凡此等等，皆有其特点。

（二）温病学术思想

何廉臣在戴天章和陆九芝的基础上，撰《重订广温热论》一书，继承和发挥温病学术思想。何廉臣言"温热，伏气病也"，指出温病即是伏气病，提出"温病四时皆有之说"，扩充了伏气温病的范围；提出"凡温热即是伏火"之说，从伏火来探讨伏气温病的病因病机。此外，何廉臣还阐明新感温病与伏气温病的本质区别，完善了伏气温病辨证论治的体系。

1. 从伏气论温病

何廉臣认为，温病是伏气病，是由于邪伏在里，新感引动伏邪而发。按照新感邪气性质的不同来分：感受风邪而发者为风温（或曰风火），感受寒邪而发者为冷温（或曰客寒包火），感受暑邪而发者为暑温（或曰暑热），感受湿邪而发者为湿温（或曰湿遏热伏），感受秽毒之邪而发者为温毒等。何廉臣强调温病四时皆有，突破了传统"冬伤于寒，春必病温"的认识。按照发病季节的不同来分：发于春天为春温（或曰春时晚发），发于夏天的为夏温（或曰热病），发于秋天为秋温（或曰秋时晚发、或曰伏暑），发于冬天为冬温（或曰伏暑冬发）。

正如何廉臣在《重订广温热论·论温热四时皆有》中所云："温热，伏气病也，通称伏邪。病之作，往往因新感而发，所谓新邪引动伏邪也。因风邪引动而发者，曰风温，或曰风火。因寒邪引动而发者，曰冷温，或曰客寒包火。因暑邪引动而发者，曰暑温，或曰暑热。因湿邪引动而发者，曰湿温，或曰湿遏热伏。若兼秽毒者，曰温毒，其症有二：一为风温时毒，一为湿温时毒。，此以兼症别其病名也。其发于春者，曰春温，或曰春时晚发。发于夏者，曰夏热，或曰热病。发于秋者，曰秋温，或曰秋时晚发，或曰伏暑。发于冬者，曰冬温，或曰伏暑冬发。此以时令别其病名也。其病萌于春，盛于夏，极于秋，衰于冬，间亦有盛发于春冬者，然总以盛发于夏秋为多。"

2. 论温热皆是伏火

何廉臣认为，伏火为伏气温热的主要病因，虽然最初感受的邪气有寒邪、暑邪等不同，但邪气伏留，蕴蒸化火，伏火是最终发展为温热的主要原因。如《重订广温热论》曰："凡伏气温热，皆是伏火，虽其初感受之气有伤寒、伤暑之不同，而潜伏既久，蕴酿蒸变逾时而发，无一不同归火化。"他又根据伏邪性质的不同，将伏火又分为湿火和燥火，言"同一伏火，而湿火与燥火，判然不同"。

何廉臣认为，湿火之证，根据发病节气的不同，分为湿温、湿热、伏暑夹湿三种，邪伏膜原为湿火之证的主要病机。如《重订广温热论》云："凡湿火症，发于夏至以前者为湿温，夏至以后者为湿热，发于霜降立冬后者为伏暑挟湿；其邪必伏于膜原，《内经》所谓横连膜原是也。"湿火初起邪在气分，多发肺脾及胃肠，临床辨证根据人体中气强弱而变化，有湿多、热多之区别。如《重订广温热论》曰："其人中气实，而热重于湿者，则发于阳明胃肠；中气虚，而湿重于热者，则发于太阴肺脾。初起邪在气分，当分别湿多热多。""湿多者，湿重于热也。""热多者，热重于湿也。"

燥火之证，初起邪在血分，当分实火、虚燥两种。实火为血郁化火，虚燥为阴虚生火。如《重订广温热论》曰："实火从伏邪入血，血郁化火，火就燥而来。""虚燥从伏邪伤阴，阴虚生火，火就燥而成。"燥火，"其邪必伏于血络，《内经》所谓'内舍于营'是也。大凡肝络郁而相火劫液，液结化燥者，火盛则发于少阳胆经，风动则发于厥阴肝经；心络郁而君火烁阴，阴虚化燥者，上蒸则发于太阴肺经，下烁则发于少阴肾经，而无不累及阳明胃腑者，以胃主一身之津液也"。详细论述了伏气温病发病的病机变化及传变规律。

此外，何廉臣还借用西医的微生物学知识来阐释温病的病因，认为温病是人与微生物相争战而产生的。如其曰："人在气交之中，一身生气，终日与秽气相争战，实则与微生物相争战，不知不觉中伏许多危险之机。"

3. 阐明新感温病与伏气温病之别

何廉臣从疾病范畴、传变途径、病情轻重及治疗原则等方面，区别新感温病和伏气温病。首先，指出二者范畴有别。关于新感温病，其曰："天士所论温热是外感，故以'温邪上受，首先犯肺，逆传心包'十二字，揭之篇首……即俗所谓小风温、小风热。"关于伏气温病，其曰："伏气有二：伤寒伏气，即春温、夏热病也；伤暑伏气，即秋温、冬温病也。"

其次，从疾病传变途径看，何廉臣从气分血分的先后传变，表证里证的传变顺序两方面，来阐明新感温病与伏气温病的区别。指出由气分传入血分的为新感温病，是由表传里；由血分转出气分的为伏气温病，是由里传表。即所谓："新感温热，邪从上受，必先由气分陷入血分，里症皆表症侵入于内也；伏气温热，邪从里发，必先由血分转出气分，表症皆里症浮越于外也。"

此外，对二者从病情轻重区分，言"新感轻而易治，伏气重而难疗，此其大要也"，并提出治疗新感和伏邪之轻重缓急的原则。指出新感病在气分，病情较轻而浅，易治，"只须辛凉轻剂，其病立愈"。伏气温热病在血分，病情重而深，较危，治疗"灵其气机，清其血热"，并提出了相应治疗方药。

4. 完善伏气温病的辨证论治体系

何廉臣在辨治伏气温病时，提出一个较为完整的体系。其框架可以概括为："一因、二纲、四目。"一因，即伏火这一共同病因；二纲，即燥火、湿火二大纲领；四目，即兼、夹、复、遗4个子目。何廉臣在论"温热即是伏火"时，首先阐明伏火这一主因，但"同一伏火，而湿火与燥火，判然不同"。何廉臣继而详述"湿火之症治"与"燥火之症治"，以此为纲分别论述。但燥、湿之辨尚不能尽伏气温病治法之全貌，因此进而增以兼、夹、复、遗四目。何廉臣论伏邪与兼邪的关系，言"治法以伏邪为重，他邪为轻，故略治他邪而新病即解"。论伏邪与夹邪的关系，则主张"以夹邪为先，伏邪为后，盖清其夹邪而伏邪始能透发，透发方能传变，传变乃可解利"。论复证，则赅食复、劳复、自复、怒复、四损、四不足之变，论遗证则详列22证之异治。如此则纲举目张，使伏气温病的辨治重点突出，一览无遗，形成了一个较为完整的体系。

5. 将戴天章"五法"发展成"八法"

何廉臣将戴天章治温疫的"汗、下、清、和、补"5法，发展为发表、攻里、和解、开透、清凉、温燥、消化、补益8法。其谓："温热病，首用辛凉以解表，次用苦寒以清里，终用甘寒以救液，此治温热本症初中末之三法也。然有兼症、夹症、复症、遗症及妇人、小儿种种之不同，不得不多备方法以施治，庶免医家道少之患。"何廉臣所提出的治温疫8法，切合临床实际，对临床治疗外感热病颇有指导和启迪作用。

（1）发表法

戴天章论述汗法，提出"时疫贵解其邪热……故汗法为治时疫之一大法也"。又谓"疫邪汗法，不专乎升表，而在乎通其郁闭"。何廉臣继承戴氏之法，提出了"温热病，首贵透解其伏邪，而伏邪初发，必有着落"。关于发表一法，何廉臣认为："发表法为治温热病之一大法也，其大要不专在乎发汗，而在乎开其郁闭，宣其气血。"郁闭在表，辛凉芳淡以发之；郁闭在半表半里，苦辛和解以发之。阳亢者，饮水以济其液；阴虚者，生津以润其燥；气滞者，宣其气机；血凝者，通其络瘀。将汗法推广应用于治疗温热病，凡能发汗、发瘄、发疹、发斑、发丹、发痧、发痦、发痘等方，皆谓之发表法。

（2）攻里法

戴天章论下法，谓"伤寒下不厌迟，时疫下不厌早"，论述了下法之轻、重、缓、急。何廉臣扩展了下法的应用范围，他说："凡能降气、驱痰、导滞、逐水、通瘀、退黄、下胀、追虫等方，皆谓之攻里法。"何廉臣进一步阐释攻里法即"解其在里之结邪也"，由于"温热结邪，总属伏火，自宜以苦寒泻火为正治"，但还须细辨为风火、湿火、痰火、燥火、食积化火、瘀血化火、水火互结、水火互结夹虫等8种，以及虚证如气虚、血虚、气血两虚、阳虚、阴虚等。如毒火宜急下，用紫草承气汤；风火宜疏下，用局方凉膈散；湿火宜缓下，用茵陈蒿汤；燥火宜润下，用《千金》生地黄汤；痰火宜降下，用小陷胸合加减半夏泻心汤；食积化火宜清下，用枳实导滞汤；瘀血化火宜通下，用桃仁承气汤；水火互结宜导下，用大陷胸汤；水火互结而又夹虫者，宜导下兼杀虫，用加味控涎丹；气虚失下者，宜润下兼补气，用黄芪汤；血虚失下者，宜润下兼益血，用玉烛散；气血两亏宜气血双补兼以攻里，用陶氏黄龙汤；阳虚失下者，宜温润法以代下，苁蓉润肠丸；阴虚失下者，宜滋润法以代下，苁蜜地黄汤等。

（3）和解法

戴天章论和解一法，提出了寒热并用、补泻合剂、表里双解、平其亢厉等4种和法。关于和法，何廉臣提出："和法者，双方并治，分解其兼症夹症之复方及调理复症遗症之小方、缓方也。"何廉臣将此4法变为表里双解、温凉并用、苦辛分消、补泻兼施、平其复遗、调其气血等6法。

表里双解法，何廉臣分为解肌清里、发汗利溺、发表攻里3法；温凉并用法，用于体实证实，杂感风寒暑湿者适宜，治宜发表攻里，宣上导下，气血兼顾，使风寒湿热，从表里三焦一齐通解；苦辛分消法，何廉臣分为消痰食、痰火、湿热、痰水、瘀热等5种夹症；补泻兼施法，何廉臣列举了益气发表、滋阴解肌、益气清热、滋阴泻火、补正逐邪、益气透邪、益气消导、益气润肠、养血润下、养血通便、清补阴气通逐败精、滋阴利溺、滋阴利溺通逐败精等13种方法。

（4）开透法

何廉臣说："凡能芳香开窍、辛凉透络、强壮心机、兴奋神经等方，皆谓之开透法。"开透法用于治疗心脑为邪热所蒸，痰湿所迷，瘀热所蔽，血毒所攻，则发生昏狂、昏颠、昏蒙、昏闭、昏痉、昏厥，而全不省人事等危证。关于昏迷，何廉臣参西理，并提出神经之说，谓"分布于心、肺、胃三经者，即第十对迷走神经，主心、肺、胃之智觉运动。凡结邪在此神经，其人智觉即昏迷，即肝、肾、冲、督亦有交感神经反射之作用"，此说较前人论昏迷闭证在理论上有所不同。治疗闭证"宜先其所因，解其所结，补其所虚，提其所陷，以复心主之神明"。

开窍透络法，治疗首推瓜霜紫雪、犀珀至宝丹二方为先，安宫牛黄丸、新定牛黄清心丸、《局方》紫雪次之，续用牛黄膏、厥症返魂丹。强心提神法，用于汗下清透，内伤气血，精神大虚将脱之危证。急宜强壮心机，兴奋神经。具体有4法：一为强壮心脑，参归鹿茸汤。二为急救阴阳，陶氏回阳急救汤。三为复脉振神，复脉汤。四为开闭固脱，治疗内闭外脱，急宜开其内闭，固其外脱，用叶氏加减复脉汤；治疗外闭内脱，先祛风散寒以解表，后补虚提陷。

（5）清凉法

何廉臣提出："凡用清凉方法，必先辨其为伏热，为伏火。"热属气分，为虚而无形，气清即退，首用辛凉，继用轻清者，终用甘寒者。火属血分，为实而有物，多与痰、滞、瘀、虫等互结，需于清火诸方中加入消痰、滞、瘀、积、虫等药。若无所附丽之伏火，为血郁化热，以清其络热，宣其气机为要。何廉臣发挥了辛凉开达、轻清化气、甘寒救液、苦寒直降、清火兼消痰、清火兼导滞、清火兼通瘀、清火兼杀虫、清络宣气、苦寒复甘寒法、苦寒复酸寒法、苦寒复咸寒法等12法。并详述热在营卫、热在胸膈、气分抑郁、热陷心包及心、血分灼烁、邪热攻脑、溺毒上脑、热在胃肠、热陷肝肾、热陷冲任的症状。何廉臣此论，较戴天章论述热邪在营卫、胸膈、肠胃、心包等更为详备，丰富了清法的内容。

（6）温燥法

"温热为伏火症，本不当用温燥"，但见到客寒包火、湿遏热伏、水气郁遏伏邪、夹冷食伤胃等5证，可化裁应用。但需详审其舌苔，否则化燥伤阴，病情更甚。何廉臣治疗"失于攻里而热深厥深，反欲拥被向火，凛凛恶寒，身冷肢厥，而二三处独见火症，如目大小眦赤，舌苔黄黑燥，小便黄赤涩痛，大便稀黄极臭，或下利鲜血"，认为是热深阳郁，治以温燥通郁，佐以辛凉透热，用新定达原饮、加减藿朴夏苓汤，使里气通而郁阳发，后反大热而烦渴，即转机而用清用下。上症见舌苔黄黑燥，小便黄赤涩痛，为热盛于里，大便稀黄极臭，为热结旁流，此符合大承气汤之证，治宜急下存阴。而新定达原饮，或藿朴夏苓汤，用于治疗湿热伏于膜原之证。

（7）消化法

何廉臣曰："消者，去其壅也；化者，导其滞也。"又谓："人气血所以壅滞者，必有所因。先其所因，而坚者削之，此即消化之法也。"何廉臣根据临证经验，提出"以余所验，温热伏邪，临时每多夹食、夹痰、夹水、夹瘀、夹虫之故，必为消化，乃得其平"，将消化法细分为消食、消痰、消水、消瘀、消虫积等5法，并详述食滞胃肠、痰滞胸院、水停三焦、瘀积三焦、虫积脘腹的症状及治疗，引用张仲景、徐洄溪、王节斋、李士材、程国彭、唐容川、陈飞霞等医家，及何廉臣经验方，从理论到临证丰富消法内容，颇有见解。

总而言之，不拘食积、痰积、水积、瘀积、虫积，必先辨明病因，知因何所积，审因论治。

（8）补益法

何廉臣根据《素问·通评虚实论》"精气夺则虚，虚者补之"，以及

《难经·十四难》"损其肺者益其气，损其心者调其营卫，损其脾者调其饮食、适其寒温，损其肝者缓其中，损其肾者益其精"等原则立补法。由于温热多为伏火证，易耗气伤阴，当实其阴以补其不足。根据阴阳气血之虚，何廉臣立清补、温补、调补、平补、峻补、食补等6种补法。

①清补法。何廉臣推崇张景岳"阴虚者，宜补而兼清"，以及陆九芝"甘寒为滋"，根据脏腑不同，有补阴、补血之异。如肺胃之阴，则补其津液。心肝脾肾之阴，则补血液。何廉臣强调"清补之法，必须清而不凉，滋而不腻，时时兼顾脾胃"。

②温补法。何廉臣提出重在温补胃肾之阳，谓"胃中之阳，后天所生者也。肾中之阳，先天所基者也"。根据"胃中之阳喜升浮……肾中之阳贵降纳"的特点，温补之法各异。温补胃阳，首推理中汤；补肾阳，有刚柔之分，刚剂回阳，如四逆汤类，柔剂养阳，如六味回阳饮、理阴煎。

③调补法。温病后期，有虚实之分。实证多为湿热盘踞中焦，治以小分清饮。虚证有气血虚、阴虚、阳虚。如气虚者，香砂理中汤；液虚者，吴鞠通五汁饮；脾阳虚，治中汤；胃液亏，肝风内扰者，如阿胶鸡子黄汤；胃阳虚，如橘半姜砂之类；胃阴受伤，如金匮麦门冬汤。

④平补法。何廉臣谓"不寒不热，刚柔并济，最为普通补益之良剂"。补气，如四君子汤；补血，如四物汤；补液，如麦门冬汤；气血双补，如八珍汤；气液双补，如参麦饮；补精，如新加六味汤；补神，如十味补心汤。

⑤峻补法。用于阴阳气血极虚之人。何廉臣引用陈修园《医学实在易》"虚极之候，非无情草木所能补"，故治以血肉有情之品补虚极之候。

⑥食补法。何廉臣引用程钟龄"药补不如食补"，凡病邪未尽，元气虽虚，而不任重补，则从容和缓以补之，然而"合则于人脏腑有益，而可却病卫生；不合则于人脏腑有损，而即增病促死"。此外，还提出食补三禁

忌，可为临床借鉴。

6. 治疗握机于病象之先

何廉臣提出："医必识得伏气，方不至见病治病，能握机于病象之先。"这种积极的治疗思想，与张仲景《金匮要略》未病先防、已病防变的思想，有异曲同工之妙。何廉臣提出"握机于病象之先"，主要用于治疗伏气温热，其重在治其伏气，在病象未现之前截断病变。何廉臣强调伏气在血，治疗必须"灵其气机，清其血热，为治伏邪第一要义"。这与叶天士"在卫汗之可也……到气才可清气……入营犹可透热转气……入血犹恐耗血动血，直须凉血散血"的治疗温热病的模式不同。其积极主动的防范意识与诊断治疗思想，体现了温病治疗的新理念，是难能可贵的，对其他疾病的治疗也具有启示意义。

7. 辨清余邪留滞部位选方用药

何廉臣治疗温热遗证时，除权衡邪正盛衰外，必先辨清余邪留滞部位，其后分而治之。其总结的温热遗证疗法如下：

①余热留滞于肌肉而发疮者，治用清凉解毒，兼养气血。

②余邪留滞胆经而耳聋者，宜温胆汤加柴胡、菖蒲、钩藤、通草之类，以清解少阳。

③余邪滞于络中成发颐者，治以清热解毒，活血疏散。以普济消毒饮为主方。此外，又须辨其发于少阳或阳明，分别加以柴胡、川芎，或葛根、白芷。

④余邪留滞胃中瘥后额热者，宜清疏之，二陈汤加连翘、黄芩、神曲之类，清之和之。

⑤胃虚而余邪留滞于胃者，瘥后喜唾，宜用乌梅北枣丸噙化。

⑥余热滞于肺，瘥后咳嗽者，宜清养肺胃之阴。

⑦余邪留滞于心包，瘥后昏沉者，宜清解之，用连翘、栀子、麦冬、

菖蒲、竹叶、丹参、钩藤之类。

⑧余热留滞于脾，瘥后腹热者，宜养阴药中加生白芍自除。

⑨瘥后余热留于下焦而遗精者，宜清余热，固精封髓丹主之，并强调必用黄连、黄柏，清心与下焦之热。

⑩瘥后余火扰心不寐者，宜黄连阿胶汤清滋之。

⑪瘥后邪留阴分骨蒸者，宜兼用养阴清热药。

由上可见，何廉臣对温热遗证的治疗，是在辨清邪留部位基础上结合具体病机再行选方用药，这也是值得参考的。

8. 祛痰药物的应用

温病过程中，热邪极易灼津成痰，瘥后也多见余热夹痰为患。在何廉臣总结的"温热遗症疗法"的22种遗证中，属余热夹痰所致者，就占三分之一以上。何廉臣的清余热祛痰之法，就是为治疗此类证候而确立的。如痰火上升，阻闭清窍而耳聋者，用导痰汤去半夏、南星之温，加瓜蒌、川贝轻宣肺气，加菖蒲、通草开清窍，指出禁用柴胡之升提；对余热夹痰，痰气相搏，震荡心宫而发惊悸者，宜用半夏、竹茹、胆南星、橘红化痰，黄连、栀子、知母以清心宫之余热；痰热伏于包络，瘥后妄言者，用菖蒲、丹皮、贝母、连翘、钩藤、竹叶、辰砂之类，凉开痰热；因虚风痰火而致瘥后语蹇者，宜息虚风、清痰火；痰火内伏包络，瘥后昏沉者，宜兼轻清开达之品等。总之，以导痰为主，或兼轻宣肺气以通清窍；或兼清心宫之余热；或兼凉开痰热；或兼息虚风；或兼轻清以开达等。何廉臣对瘥后清热祛痰法运用的总结，说理简明，选方用药精当，多为后世效法。

9. 温病瘥后调护

（1）瘥后脾胃顾护

温热病的瘥后调理，何廉臣重视顾护脾胃，其言"凡人身天真之气，全在胃口"。何廉臣在辨证用药方面，将补虚药与清热药同时并用。补虚有两法：一补脾，一补胃。清热也有两法：实热用苦寒清热，虚热用甘寒清热，二者有天渊之别。瘥后除用药物调理脾胃外，还重视饮食调理，主张"宜先进白稀粥，次进糜粥，亦须少少与之，并不能早吃肉食"。

（2）瘥后禁忌

关于瘥后禁忌，何廉臣认为，温热大病后，正气未复，饮食起居不可不慎，主张酒肴、肥鲜、生冷皆不可犯，只宜糜粥自养，频频少食。又指出，瘥后气血必虚，凡费心费力，过喜过怒，多言多动，均可引起劳复。因过劳使已虚之气血更虚，且可生未尽之余热，邪热生则病复，故要求"病者务宜自重"。

（三）尝试中西医汇通

近代以来，西学东渐，给中国医学界带来了巨大的冲击。当时，有主张全盘西化的激进派，有固守己见的保守派，有衷中参西的汇通派。何廉臣、唐容川、张锡纯、恽铁樵、张山雷等，倾向于衷中参西。如何廉臣力主发皇古义，融会新知，一方面悉心研究《内经》《难经》及各家学说，同时又广泛购买泰西译本（多为丁福保所译），潜心研究西医学说，还令其子幼廉从丁福保学习西医。其衷中参西的具体观点，可见之于其著作中。如增订《新医宗必读》《通俗伤寒论》《重订广温热论》《全国名医验案类编》《儿科诊断学》等书中皆有体现。何廉臣与傅嬾园等人汇成浙江的中西汇通派，与张锡纯、恽铁樵等起南北呼应的作用。

何廉臣认为，"中西医理，各有所长"，并从理、法、治、药等方面详细分析中西医之异。如其曰："以普通言，中医以心法胜，西医以手法胜；以专门言，中医以内科胜，西医以外科胜；以内科言，中医长于时病，西医长于杂症；以杂症言，中医长于补虚，西医长于祛实；以疗法言，中医长于治膏粱之体，西医长于治藜藿之躯；以辨证言，中医精研气化，故善诊功用之病情；西医细审部位，故善辨体质之病状；以用药言，中医善用草木，药多和缓；西医善用金石，药多猛烈。"

此外，何廉臣还基于中西医汇通的理念进行临床治疗。如中风一证，何廉臣谓："中风者，即西医所谓脑猝中也。中风之为病，古医向分中经、中络、中腑、中脏四端。西医谓此由血冲脑经之病，分脑充血、脑积血、脑出血、脑筋麻痹。"何廉臣根据《素问·调经论》所论"血之与气，并走于上，则为大厥，厥则暴死，气复反则生，不反则死"的理论，同时参用西医知识阐释中风病机。其谓："脑有神经分布全体，以主宰一身之知觉运动，凡猝倒昏瞀、痰气上壅之中风，皆由肝火上亢，化风煽动，激其气血，并走于上，直冲犯脑，震扰神经而为昏不识人、歪斜倾跌、肢体不遂、言语不清诸症，皆脑神经失其功用之病。"提出治疗急用潜阳镇逆之剂，以"抑降其气火之上浮，使气血不并走于上，则脑不受其激动，而神经之功用可复"。此外，何廉臣在《重订广温热论》论治烂喉痧一节中，主张使用西医器械以助诊断，如外治手术所用撑嘴钳、压舌片、杏仁核弯刀、照喉镜、皮肤针等，丰富了该病的诊疗方法和技术。

何廉臣作为神州医药会绍兴分会会长，经常组织中西医交流。何廉臣认真比较中西医学，试图以西医解剖、生理、病理、药理等知识阐释中医治病原理，并组织中西医汇通的学术讨论，促进中西医之间的直接沟通。如宣统元年（1909）4月，绍兴医药学报社特邀美籍医生高福林与会，请他介绍医院开设内外科的情况，高富林亦向在座中医请教一些疾病的中医治疗方法。何廉臣积极学习西医，主张吸收新知。

何廉臣衷中参西的学术观点，不仅见之于著述，还付之于行动；不但从自身做起，而且还影响到后一代，其革新精神是值得称道的。然而，何廉臣中年以后，认为自己很多"参西"的做法，也有不合理、牵强附会之处，深感自己鲁莽从事，牵强附会，弊多利少，乃不复侈言衷中参西、中西汇通。而转谓继承发扬岐黄祖道，较中西汇通尤为重要。因此，他把那时的文稿多数保留起来，未付印行。他自谓："彼时，著述虽多，但未敢刊印行世，盖因内斟今古，外参东西，阅一年则多一年之悔悟，历一症则经一症之困难，深知医道之博大精微，学愈博愈知不足也。"

（四）对叶天士学说的阐发

何廉臣对叶天士的医学论述和经验很钦佩，因叶天士号香岩，故自号"印岩"，即为印证叶香岩学说之义。他不但很好地继承了叶天士学说的精华，而且有所发挥。他说："余则师事樊师开周，专从叶法。凡类于叶法者，靡不讲求而研究之。"何廉臣对叶天士学说的阐发，别从以下几个方面进行阐述。

1. 温病

叶天士在《外感温热篇》中，首先提出"温邪上受，首先犯肺，逆传心包"的温病纲领，一直为后世众多的医家所遵循。何廉臣认为，这仅仅是指新感温病而言。至于伏邪，正如叶天士《三时伏气外感篇》中所说："春温一证，由冬令收藏未固，昔人以冬寒内伏，藏于少阴，入春发于少阳，以春木内应肝胆也。"何廉臣将其概括成"肝胆为发温之源，阳明为成温之薮"两句话，揭示了伏气温病的特点。

对于温病的治疗，叶天士在《外感温热篇》与《三时伏气外感篇》中只作了原则的介绍，何廉臣则根据叶天士的原则，结合自己的临床经验，补充出具体方药。如春温的治疗，初起邪在卫分者，用银翘散略加麻黄，辛凉开肺以泄卫；邪入气分化燥者，用叶天士荷杏石甘汤加味（薄荷、杏仁、石膏、生甘草、桑叶、连翘、瓜蒌皮、焦栀皮），展气化以轻清；邪入营分者，以叶天士的犀地元参汤为主（犀角、鲜生地、元参、连翘、桑叶、丹皮、竹叶心、石菖蒲），透营以泄热；邪入血分者，导赤泻心汤加减（川连、犀角、鲜生地、赤芍、丹皮、黄芩、西洋参、茯神、知母、麦冬、山栀、木通、益元散、灯心），凉血以泻火；昏厥不语者，加至宝丹或王氏新定牛黄清心丸，开内闭以清神识。若用泄卫、清气、透营、凉血而邪仍不从外解，必然里结胃肠，可选用诸承气汤（如三承气汤、陷胸承气汤、犀连承气汤、白虎承气汤等）下之。若因伏邪，其热自内达表，表里俱热，最多三阳合病，宜用葱豉桔梗汤（葱白、豆豉、桔梗、薄荷、连翘、焦山栀、生甘草、淡竹叶）加知母、黄芩，两解表里之热；继则表热微而里热著，又宜酌用诸承气法以下之；下后表里俱虚而液燥者，重则竹叶石膏汤，轻则八仙玉液（藕汁、梨汁、芦根汁、茅根汁、蔗汁、人乳、童便、鸡子白），清虚热以生津液。

又如伏暑一证，叶天士在《临证指南医案》暑门中虽有所论及，如范案、池案、张案、某案等，但过于简略，难窥全豹。何廉臣则对叶天士的经验进行总结，并加以阐发。叶天士认为，伏暑"皆夏秋间暑湿热气内郁，新凉引动内伏之邪"，何廉臣则进一步指出"由夏令吸收之暑气与湿气蕴伏膜原，至秋后而发"，病发于处暑以后者尚浅而易治，发于霜降后、冬至前者为"晚发"，最深而难治，且其病缠绵难愈，临床所见到的往往比《临证指南医案》所论更为严重，只能用"轻清灵通之品，缓缓拨醒其气机，疏通其血络"。同时，提出了一套完整的理法方药，具有较高的实用价值。至于伏暑的解期，何廉臣更有独到的经验。他说："每五日为一候，非若伤寒温邪之七日为期也。如第九日有凉汗，则第十日热解，第十四日有凉汗，则第十五日解，如无凉汗，又须一候矣。以热解之先一日，必有凉汗，此余所历验不爽者也。"

2. 湿证

叶天士在《外感温热篇》中指出："吾吴湿邪害人最广……在阳旺之躯，胃湿恒多；在阴盛之体，脾湿亦不少。"《临证指南医案》中的湿门，更有许多治疗湿证的范例。但这些宝贵的经验是分散的、零碎的，何廉臣则通过深入研究，进行分析归纳，把叶天士治疗湿证的规律提炼出来。

　　何廉臣指出"湿热治肺，寒湿治脾"，为叶天士独得之薪传。叶天士除气分之湿，用蔻仁、滑石、杏仁、厚朴、姜半夏、瓜蒌皮为主，有热加竹叶、连翘、芦根之类；湿伤脾阳，腹膨尿涩，用五苓散加椒目。一从肺治，用辛淡清化法；一从脾治，用辛淡温通法。此两法为化气利湿之正法。其他脘痞便溏用苓桂术甘汤，吞酸形寒用苓姜术桂汤，误攻寒湿成痞，变单腹胀用真武汤加减，寒湿郁结伤阳，聚集为痛用白通汤加味，酒客三焦皆闭，胸满不饥，二便不通则用半硫丸，酒客脾胃受伤、腹胀肢肿、二便不爽之用小温中丸。又有病中啖厚味者，肠胃腻滞虽下，而留湿未解，胃不喜食，肛门坠痛，舌上白腐，用平胃散去甘草，加人参、炮姜、炒黑生附。阳伤痿弱，阴湿麻痹，虽痔血而用姜附、苓、术。此2条，不因酒毒痔血，认作湿热血热，竟以苦辛温药通阳劫湿，尤觉高超。

　　此外，何廉臣把叶天士治疗寒湿传变与湿热传变的方法与用药，分别加以归纳与评述，并将叶天士治疗湿证的用药总则概括为："总以苦辛温治寒湿，苦辛寒治湿热，概以淡渗佐之，甘酸腻浊，在所不用。"

　　如"舌白身痛，足跗浮肿，太溪穴水流如注，谓湿邪伏于足少阴经，而用鹿茸、淡附子、草果仁、浙苓、菟丝以温煦阳气；湿久脾阳消乏，肾真亦败，中年未育子，用茯苓、菟丝、苍术、韭子、大茴、鹿茸、淡附子、胡芦巴、补骨脂、赤石脂，仿安肾丸法。"以上皆治寒湿传变之方法也。

　　如"湿热上升清窍，头胀耳聋，呃忒鼻衄，舌色带白，咽喉欲闭，谓邪阻上窍空虚之所，非苦寒直入胃中可治，而用连翘、牛蒡、银花、马勃、射干、金汁，乃轻扬肺气，清芬达郁法。湿热内陷包络，身热神昏，四肢不暖，用犀角、元参、连翘心、石菖蒲、银花、赤豆皮，煎送至宝丹，乃清热通窍、芳香辟秽法。湿热挟秽，分布营卫，充斥三焦，头胀身痛，神识昏闭，渴不多饮，小水不通，舌苔白腻，用生苡仁、茯苓皮、大腹皮、通草、猪苓、淡竹叶、广郁金汁、石菖蒲汁，煎送牛黄丸，乃淡渗宣窍、芳香通神法。湿热阻中，气滞脘痛，大便不爽，用豆豉、枳实、川连、姜汁、茯苓、半夏，热轻则去黄连，加广郁金、橘红、苡仁、杏仁，此湿伤气痹治法，热甚则用川连、生晒术、川朴、橘皮、淡生姜渣、酒煨大黄，水法丸服，此治气阻不爽，治腑宜通法。若湿热甚而舌白目黄，口渴溺赤，用桂枝木、浙苓皮、猪苓、泽泻、寒水石、生白术、绵茵陈，此从桂苓甘露饮加减，以宣通三焦。"以上皆治湿热传变之治法。

3. 伤寒

伤寒的证治，虽载于仲景的《伤寒论》，但叶天士又有自己的心得，特别是辨证方面，更有其高明之处。何廉臣则将叶天士的经验加以条理化、系统化，不但为初学提供了理想的学习蓝本，而且又是临床切用的参考资料。节述如下：

①观两目：黑白分明者内无热，目视不明者里有热。

②看唇舌：唇红而润者内无热，唇干而焦者里热重。舌苔白滑者表未解，黄者热渐深，黑者热已剧。

③审胸腹：胸满而痛者为结胸，不痛者为痞气。如未经下而有之，为上焦痰水；已经下而有之，为误下坏证。腹中痛硬者为燥粪，脐下痛硬者为燥粪与蓄血。脐中动跃或痛，上冲于心者为冲气。腹中鸣响，其气下趋者欲作泻。燥粪者小便不利，脐下如疙瘩状；蓄血者小便自利，脐下如怀孕状。

④问口渴：渴不欲饮者邪在表，渴饮不止者里热甚，漱水不欲咽者欲作衄。

⑤别阴阳：初起时，头疼身痛，发热恶寒，脉浮紧浮大，为阳经表证。此后烦躁作渴，纯热无寒，便闭尿赤，为阳经传入阳腑之热证，脉虽沉伏，不可误作阴证。如初起时脐腹绞痛，肢厥唇青，脉来沉迟或沉微，为直中阴经之寒证，虽面赤烦躁，不可误作阳证。阳证而其体素虚者不胜下，下

之太过，卒见脐腹绞痛，洞泄不止，手足厥逆，此属阳证转阴；阴证而其体素热者勿过温，温之太过，卒见烦躁大渴，自汗昏谵，二便不通，此为阴证转阳。

⑥辨脉证：脉浮紧者为正伤寒，浮数者为寒包火，沉弱者为中寒证，沉滑者为里热证。凡伤寒得死证，脉尚可治者，弃证从脉；得死脉，证有可治者，弃脉从证。

⑦论治法：先辨表里。表证急者先解其表，后攻其里；正伤寒宜用辛温以发之；寒包火宜用辛凉以解之；里证急者先治其里，后解其表；中寒证宜用辛热以温之；单热证宜用苦寒以攻之。如病在表而反用下，则邪乘虚入里，微者为病气结胸，甚者为肠滑洞泄；病在里而反用汗，则表益虚而里益实，轻者为衄血斑黄，重者为痉厥亡阳。大致阳证宜汗、宜透、宜清、宜下；阴证宜温、宜补。阳证转阴者须急温，阴证转阳者须急清。

⑧察服药：凡服发汗药，如一剂无汗，当再与之，仍无汗者，为营卫乏绝，当养阴辅正而再汗之，三治无汗者死。凡服泻下药，先燥后溏者，为邪已解，如但利清水而无燥粪，痞满如故者，为未解，当再下之，三下不通者，属液枯肠燥，当滋润之，通者生，不通者死。

4. 杂病

叶天士治疗杂病的经验，丰富多彩。如认为内风乃身中阳气之变动，以肝为风脏，因精血衰耗，水不涵木，木少滋荣，故肝阳偏亢，内风时起。倡脾胃分治之论，创清养胃阴之法，指出"脾宜升则健，胃宜降则和。盖太阴阴土，得阳始运；阳明阳土，得阴自安。以脾喜刚燥，胃喜柔润"。重视奇经八脉的作用，大倡治奇之说，并广泛应用于临床等等。对比，何廉臣也进行了广泛深入的探索。如肿胀的辨治，就是一个明显的例子。他把《临证指南医案》肿胀门中具有典型意义的方案，以及其他门中有关肿胀的方案，加以分析归纳，用来指导临床。

何廉臣说："叶天士先生曰：'初病治气，久必通络'。予尝推其理以治肿，及先肿后胀、先胀后肿。每于治肿各方中，佐以行气通络之品，往往获效。"如寒饮侵肺，肺气不宣而先喘后肿者，用麻杏三皮饮（麻黄、杏仁、茯苓皮、陈皮、生姜皮、紫菀、前胡、牛蒡子）；风热入肺，肺气壅盛，不能通调水道，致上半身肿而喘者，用荷杏石甘汤加味；湿热壅肺，肺气失宣，不能下输膀胱，致小便不通而喘肿者，用枇杷叶煎（枇杷叶、茯苓皮、杏仁、苡仁、淡豆豉、飞滑石、黑栀皮、通草），等等。

何廉臣还从另一角度来总结叶天士的临床经验，即从古方的加减变化、灵活运用来进行探索。如真武汤的运用，就认为叶天士当推第一。叶天士治脾阳伤极，由误攻寒痞致成单腹胀，用此方去芍，加厚朴；治食伤脾阳，腹胀足肿，用此方去芍、姜，加草果仁、厚朴、广皮；治浊阴窃据脾胃，跗肿腹满，用此方去芍、姜，加厚朴、草蔻、泽泻；治肿胀由足入腹，食谷不运，脉象细软，用此方去芍，加厚朴、荜茇；治脾肾虚寒，泻多腹满，小便不利，用此方去芍、姜，加人参、益智仁、菟丝子等。一经归纳分析，便不难看出其用药规律。此种方法，正可与前述按证总结经验之法互相补充。

何廉臣

临证经验

　　何廉臣博采各家之学，且临床经验丰富，在继承前人的基础上又有自己的体会。他系统总结了看舌苔、观两目、验口齿、按胸腹等诊断方法；根据绍兴地域夹湿的特点，阐明重视治湿的思想，言"湿热治肺，寒湿治脾"；创立温凉分治，外感重视透邪外出等治疗原则，发扬了绍派伤寒学说。何廉臣处方用药轻灵，善于总结和运用前人的有效方剂，并通过整理、归纳、分类，提供给后世使用。

一、诊法特点

　　何廉臣诊察疾病，重视四诊合参，尤重舌诊、按胸腹。其集先贤叶天士、章虚谷、俞根初等诸家经验，总结了观两目、验口齿、看舌辨苔、问二便、按胸腹、切脉象等诊断方法，切于临床实用。

（一）望诊

1. 观两目

　　《素问·脉要精微论》云："夫精明者，所以视万物，别黑白，审短长。"《灵枢·大惑论》云："五脏六腑之精气，皆上注于目而为之精。"阐明了目的功能，提示目之变化可以反映人体精气的盛衰。何廉臣秉承俞根初之说，于望诊之中尤重目诊，通过观察目之变化，判断神气之盛衰。何廉臣认为，目与心、肝、脑关系密切，言"肝脉交颠入脑，由脑系而通于目，故肝开窍于目，目则受灵机于脑，脑为元神之府"。又曰："心脉上连目系，而目系上通于脑。"他根据目的变化来观测病情，总结出以下规律："瞳神散大者，心神虚散；目不了了者，脑被火燥；目眶陷下者，脑气虚脱；目瞪直视者，脑髓无气；又兼舌强不语者，脑与心神气俱脱，故昏厥如尸。"

2. 验口齿

叶天士有"齿为肾之余，龈为胃之络"之说，何廉臣总结叶天士的观点，言"凡病看舌后，亦须验齿"，将病变归之于胃、肾两脏。

一看齿垢。"齿垢由肾热蒸胃浊所结，其色如糕者，则枯败而津气俱亡，胃肾两竭为无治。"齿垢之有无，反映病情轻重。有齿垢者病情尚轻，其言"有垢则火虽盛而液尚未竭"，治法宜轻下之；无齿垢者病情重，如"齿焦肾水枯无垢则胃液竭"，预后差。

二看齿润燥。润者津液未伤，燥者津液伤甚。例如："上半截润，水不上承，心火炎上也，宜清火救水。""齿光燥如石者，胃热甚也，宜辛凉泄胃"，病情尚轻。"齿如枯骨色者，肾液枯也，宜甘咸救肾"，病情深入肾脏，耗伤肾液，病重。

三看齿色。"热邪耗胃津者，齿色必紫，紫如干漆，尚可治，宜安胃。热邪耗肾液者，齿色必黄，黄如酱瓣，症多险，宜救肾。"

四看齿血。"齿缝流血而痛者，胃火冲激也，宜清胃；不痛而出于牙根者，肾火上炎也，宜滋肾。"

总之，观察齿龈之变化，可测病情之轻重。病在胃者伤津，病轻易治；病在肾者耗液，病重难愈。何廉臣上述总结，对临床诊察疾病有着重要的借鉴意义。

3. 看舌辨苔

何廉臣重视舌诊，认为"辨舌为诊断上之最要，中西一致"，以西医知识阐述舌的功能。其引用刘吉人《察舌辨证新法》说："舌为胃之外候，以输送食物入食管胃脘之用。其舌体之组织，系由第五对脑筋达舌，其功用全赖此筋运动。"

何廉臣指出，舌苔的形成，为"胃蒸脾湿上潮而生，故胎或作苔"。其引各家之言对舌苔组成及功用加以解释。如引用刘吉人《察舌辨证新法》说："夫舌之表面，乃多数极小乳头铺合而成。"又在《增订通俗伤寒论》中引西医柯为良所言："凡舌上面有刺，刺中有脑蕊，能主尝味，亦有苔，用以察病，最为有益。"何廉臣主要通过观舌苔颜色、润泽、厚薄的变化，了解正邪关系、疾病性质及津液盛衰的状况。

何廉臣在博采众长的基础上，提出了看舌十法、辨苔十法、察色八法，以及察平人舌苔法、察舌诀死证法，分部审查，将舌诊系统化。其中，看舌十法有看老嫩、干润、荣枯、胀瘪、软硬、歪碎、舒缩、战痿、凸凹、浓淡之分；辨苔十法有辨有无、厚薄、松腻、偏全、糙黏、纹点、瓣晕、真假、常变、胎色之别；察色八法有白、黄、黑、灰、红、紫、蓝、霉酱之分。

（1）看舌十法

一曰老嫩：病属实者，舌必坚敛而苍老；病属虚者，其舌必浮胖而娇嫩。

二曰干润：舌干者，津乏而燥；舌润者，津充而滑。凡病初起而舌即干者，津亏可知；病久而舌尚润者，液存可识。望之干而扪之湿，且舌色鲜绛者，属湿热内蕴。望之润而扪之干，有两种情况：舌苔白厚者，属气浊痰凝；舌苔白薄者，属气虚伤津。阴虚阳盛者舌必干，阳虚阴盛者舌润。阴虚阳盛而火旺者，其舌必干而燥；阳虚阴盛而火衰者，其舌必滑而湿。

三曰荣枯：荣是指舌有光彩，遇病皆吉；枯是指舌无精神，遇病必凶。

四曰胀瘪：胀者，肿也，或水浸，或痰溢，或湿热上壅；瘪者，瘦也，或心虚，或血枯，或内热消肉。

五曰软硬：软者，柔也，气液自滋；硬者，强也，脉络失养。

六曰歪碎：歪者，斜偏一边，痉痱与偏枯常有；碎者血痕伤迹也，舌衄与抓伤当辨。

七曰舒缩：舒者，伸也。伸之无力者，气虚。欲伸如有线吊者，经脉非燥即寒；麻木而伸不出者，内风夹痰。缩者卷也，边卷者胃液燥极；卷而缩短，厥阴色绝。

八曰战痿：战者，颤掉不安，蠕蠕微动也，舌多红色，虚火实火皆有之，均为里证，无表证。痿者，软而不能动，淡红而痿，宜补气血；深红而痿，宜凉气血；紫红而痿，宜清肝泻腑；鲜红灼红而痿，宜滋阴降火。

九曰凸凹：凸者，起瘰也，为热毒内伏；凹者，缺陷也，为脏形痿顿。

十曰浓淡：舌色本红，淡于红者血虚；淡红无苔，微似黄白苔者，气不化液；淡红带青者，血分虚寒，妇人子宫冷者常有之，久痢虚极者亦有之。浓于红者为绛，血热也；舌尖绛者，心火上炎；舌根绛者，血热内燥；通绛无苔及似有胎黏腻者，血热夹秽浊也；绛而深紫，紫而干晦者，肝肾竭；紫而润暗者，中脘瘀；舌本无苔而隐隐若掺烟煤者，多兼烦渴，平素胃燥舌也，若不渴、肢冷，即属阴证；舌光黑无苔而润者，虚寒积水也。

（2）辨苔十法

一曰有无：病而有苔者，多里滞；无苔者，多中虚。病本无苔而忽有者，痰浊上泛；病本有苔而忽脱者，胃阴将涸。

二曰厚薄：苔薄者，表邪初见；苔厚者，里滞已深。

三曰松腻：松者无质，揩之即去，为正足化邪；腻者有地，揩之不去，多秽浊盘踞。

四曰偏全：偏者，苔或偏外偏内也。凡外有内无，邪虽入里未深而胃气先匮；内有外无，邪虽减而胃滞依然。全者，苔满布也，多湿痰食滞。

五曰糙黏：糙者秽浊，黏者痰涩。

六曰纹点：苔有断纹，土燥水竭；苔点如碎米，虫蚀居多。

七曰辮晕：凡黑苔起瓣，皆脏腑实热已极，或因六气之燥火灼烁，或因百药之燥火逼迫，燥火与毒火交战于中，熏蒸于上而成此舌苔。若舌苔灰色重晕者，乃温病热毒传遍三阴也。热毒传内一次，舌增灰晕一层，一晕尚轻，二晕为重，三晕必死。

八曰真假：凡舌有质地而坚敛苍老，不拘苔色白黄灰黑，揩之不去，刷之不净，底仍粗涩黏腻，不见鲜红者，是为真苔，中必多滞。凡舌无质地而浮胖娇嫩，不拘苔色白黄灰黑，揩之即去，括之即净，底亦淡红润泽，不见垢腻者，是为假苔，里必大虚。

九曰常变：凡舌苔始终一色，不拘白黄灰黑，即有厚薄、干润、浓淡之各殊，总属常苔；凡舌一日数变，或由白而黄、由黄而黑，或乍有乍无、乍赤乍黑者，皆为变苔。

十曰苔色：白而薄者，寒邪在表，或气郁不舒；白而厚者，中脘素寒或湿痰不化。黄苔薄滑，表犹未罢，热未伤津；苔色黄厚者，多滞；黄苔有质地而浊者，邪已结里，若黄浊愈甚，则入里愈深，热邪愈结；平日多黄苔，其人必胃热；色见黄白，间或焦黑者，气分化燥。黑苔焦枯，为火炽水竭；久病舌起烟煤者，属胃虚液涸。苔色淡白者，多寒多水；苔色带灰及干砂刺点者，多热；苔如水黑青色，为虚寒；苔如碱腻厚者，为瘟疫。

（3）察色八法

一曰白色：白色为寒，表证有之，里证有之，而虚者、热者、实者亦有之。辨伤寒舌，凡白浮滑薄，其苔刮去即还者，太阳经表受寒邪也。白浮滑而带腻带涨，刮之有净、有不净者，邪在少阳经半表半里也。全舌白苔，浮涨、浮腻，渐积而干，微厚，刮去浮面而其底仍有者，寒邪欲化火也。若杂病之人，舌白嫩滑，刮之明净者，里虚寒也。白厚粉湿滑腻苔，刮稍净，而又积如面粉发水形者，里寒湿滞也。舌白粗涩，兼有朱点、有罅纹之苔及白干胶焦燥满苔，刮不脱，或脱而不净者，皆里热结实也。若白苔夹变别色，见于某部，即是某经病重。凡表里、寒热、虚实证皆同。

二曰黄色：黄色舌苔，表里实热证有之，表里虚寒证则无。刮之明净，即为无病。刮之不净，均是热证。浅黄腻薄者，微热也。干涩深黄腻厚者，大热也。芒刺焦裂，老黄或夹灰黑色者，极热也。黄苔见于全舌，为脏腑俱热；见于某部，即某经之热。表里证均如此辨，乃不易之理也。黄苔多主里实。薄黄为热，黄腻为痰热、湿热，黄腻而垢为湿痰蕴结，腑气不利，食滞亦时有此苔。滑厚而腻者，为热未盛、结未定。

三曰黑色：凡舌苔见黑色，病必不轻，寒热虚实各证皆有之，均属里证，无表证。凡舌色全黑，本为阴绝，当即死。而有迟延未死者，非脏腑极热，即为极寒，尚留一线生机，苟能辨准，补偏救弊，却可不死。在伤寒病，寒邪传里化火，则舌苔变黑，自舌中黑起，延及根尖者多，自根尖黑起者少。热甚则芒刺、干焦、罅裂。其初必有白苔变黄，由黄变黑，甚至刮之不脱。湿之不润者，热极伤阴也。病重脉乱，舍脉凭舌。在杂病见黑苔，皆因实热伤里也，亦唯连泻炽火，毋使枯竭。若虚寒而舌黑者，则必湿滑无苔，无朱点，无芒刺，无罅裂，刮之明净，如水浸猪腰，有淡淡融融之形，是脏腑极寒之舌也。总而言之，凡黑色舌苔，尖黑稍轻，根黑、全黑则死。

四曰灰色：灰色不列五色，乃色之不正也。舌见灰色，病概非轻，均属里证，无表证，有实热证，无虚寒证，有邪热传表证，有时疫流行证、郁积停胸证、蓄血如狂证。

五曰红色：全舌淡红，不浅不深者，平人也。有所偏则为病。表里虚实热证皆有红舌。如全舌无苔，色浅红者，气血虚也；色深红者，气血热也。色赤红者，脏腑俱热也；色紫红、瘀红者，脏腑热极也。中时疫者有之，误服温补者有之。色鲜红无苔、无点、无津、无液者，阴虚火炎也。色灼红无苔、无点而胶干者，阴虚水涸也。色绛红无苔、无点，光亮如钱；或半舌薄小而有直纹，或有泛涨，而似胶非胶；或无津液而咽干带涩不等，红光不活，绛色如猪腰将腐，难以言状者，水涸火炎，阴虚已极也。

六曰紫色：紫见全舌，脏腑皆热极也。见于舌之某部，即某经郁热也。伤寒邪化火者、中时疫者、内热熏蒸者、误服温补者、酒食湿滞者皆有紫舌。有表里实热证，无虚寒证。若淡紫中夹别色，则亦有虚寒证。

七曰蓝色：蓝者，绿与青碧相合，犹染色之三蓝也。舌见蓝色，而尚能生苔者，脏腑虽伤未甚，犹可医治。若光蓝无苔者，不论何脉，皆属气血极亏，势必殒命。凡病，舌见蓝光无苔者，不治。若蓝色而有苔者，心、肝、肺、脾、胃为阳火内攻，热伤气分，以致经不行血也。其症有颠狂、大热大渴、哭笑怒骂、捶胸惊怪等。

八曰霉酱色：霉酱色者，有黄赤兼黑之状，乃脏腑本热而夹有宿食也。凡内热久郁者、夹食中暑者、夹食伤寒传太阴者皆有之。凡见此舌，不论何证何脉，皆属里证，无表证、虚寒证。凡纯霉酱色舌，为实热蒸胃，为宿食困脾。如全舌霉色，中有黄苔，实热郁积显然可见。如中霉浮厚舌，宿食在中，郁久内热，胃伤脾困也。

（4）察平人舌苔法

舌之有苔，犹地之有苔。地之苔，湿气上泛而生；舌之苔，脾胃津液上潮而生。平人舌中，常有浮白苔一层，或浮黄苔一层。夏月湿土司令，苔每较厚而微黄，但不满，不板滞。其脾胃湿热素重者，往往终年有白厚苔，或舌中灰黄。至有病时，脾胃津液为邪所郁，或因泻痢，脾胃气陷，舌反无苔，或比平昔较薄。其胃肾津液不足者，舌多赤而无苔，或舌中有红路一条，或舌尖、舌边多红点。此平人舌苔之大较也。

（5）验舌诀死证法

何廉臣曰："生死之诀于脉症者，四经（《内经》《难经》《金匮玉函经》《脉经》）垂训，甚明且备矣。而佐以验舌，则尤显而易见也。"因此，何廉臣收集整理其临床经验，附载如下：舌如去膜猪腰子者，危。舌如镜面者，危，此俗名镜面苔。舌糙刺如砂皮而干枯燥裂者，危。舌敛束如荔子肉而绝无津液者，危。舌如朱红柿者，危。舌如烘糕者，危。舌本强直，转动不活而语言謇涩者，危。舌卷短、痿软、枯小者，皆危。舌起白苔如雪花片者（脾冷而闭），不治，此俗名雪花苔。舌净无苔，久病胃气绝者，不治。舌因误服芩、连而现出人字纹者，不治。舌卷而囊缩者，不治。舌淡灰转黑，淡紫转蓝，邪毒攻心已甚，而伤腐脾胃者，不治。舌黑烂而频欲啮，必烂至根而死。舌底干燥，不拘苔色黄白，形如豆腐渣者，或如啮碎饭子者，皆死，此俗名饭花苔。舌与满口生白衣如霉苔，或生糜点，胃体腐败也，多死。舌干晦枯痿而无神气者，必死。舌绛无苔，干枯红长而有直纹透舌尖者，心气内绝也，必死。舌燥苔黄，中黑通尖，下利臭水者，胃肠腐败也，十不救一。舌色㿠白兼青，此中焦生气已绝也，多死。若孕妇面舌俱青，母子俱死。

（二）问诊

1. 问二便

俞根初论述溲便，将之归于中气不足。而何廉臣根据临床经验，从溲便的色、质、量、频次、感觉等来诊断病情，丰富了诊溲便的内容。

首先，论述小便的诊察。《素问·灵兰秘典论》云："三焦者，决渎之官，水道出焉。""膀胱者，州都之官，气化则能出矣。"尿液的变化，与三焦、肾、膀胱等密切相关。何廉臣注意诊察尿的颜色、尿是否通利，以及伴随症状等。从尿色来看，"肠寒者溺白""清白如冷水者为阴寒""浑白如米泔者为湿热"；色黄为有热或阴虚，"红黄色者为实热，淡黄色者为虚热，深红老黄者为肝阳盛，浅红淡黄者为肾阴虚"。从尿的通利程度来看，"清长而利者，心阳虚于肾气下陷也；短涩而痛者心火盛而膀胱热结也"。根据溺时痛否，辨别是否属于淋证。如何廉臣云："溺时点滴，尿管痛如刀割者，砂淋、石淋、血淋、膏淋、劳淋等之五淋症也。轻为湿火，重为淋毒。"

何廉臣对下消之尿量和尿色特点总结如下："饮一溲一，色亦凝如白膏，味甜无臭者，三消症中之下消也。"何廉臣通过诊察小便，对精浊、溺浊进行了鉴别分析。如何廉臣云："溺时不痛，色凝如膏，细白稠黏者，精浊之候；色如米泔，浑浊滑流者，溺浊之候。一为房事伤肾，一为湿火下注。"何廉臣还就患病小儿之小便异常分析说："小儿由睡中遗溺者，谓之尿床，肾与膀胱虚寒也。小儿初溲黄赤色，落地良久，凝如白膏者，谓之溺白，肝热逼成肾疳也。"此外，他还通过诊察小便对患者的病情进行预后判断，言"溺自遗而不知者，病必死。溺极多而虚烦者，病亦危"。

其次，论述大便的诊察。《素问·灵兰秘典论》云："大肠者，传导之官，变化出焉。"何廉臣指出，大便异常能反映出脏腑，尤其是脾、肾、胃、肠的病变。通过了解患者的大便形状、气味、颜色、便时感觉等，可分辨病情之寒热虚实。如从大便形状看，稀溏者多寒，硬而燥者多实热，形如鸭粪者多寒湿，形如蟹渤而黏者多暑湿。从气味来看，酸臭者为积热或食滞，臭秽者为实热，腥臭如败卵者伤乳积，腥气者为虚寒。从颜色来看，大便色青为脾肾虚寒，色老黄为湿热，淡黄为虚热，黑如胶漆为瘀热，色白为脾虚或胆黄，色酱为脾湿或肠垢，色褐为火重，色黑为火尤重。从便时感觉来看，大便急迫作声者为小肠热，肛门热灼而痛者为直肠热。正如何廉臣所云："大抵虚寒之证，大便必或溏或泻。实热之证，大便必既燥且结。故凡大便形如鸭粪而稀者寒湿，形如蟹渤而黏者暑湿；下利清谷，有生腥气者，为阴寒；有酸臭气者，为积热；大便色青，形稀而生腥气重者，为脾肾虚寒；汁黏而臭秽气重者，为肝胆实热；大便老黄色者为实热，淡黄色者为虚热；大便红如桃浆者为血热，黑如胶漆者为瘀热；大便白色者属脾虚，亦主胆黄；酱色者属脾湿，亦主肠垢；大便褐色者火重，黑色者火尤重；大便酸臭如坏醋者伤食滞，腥臭如败卵者伤乳积；大便急迫作声者小肠热，肛门热灼而痛者直肠热。"

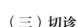

（三）切诊

1. 按胸腹

何廉臣在《重订广温热论》中谓："胸腹者，五脏六腑之宫城，阴阳气血之发源。"尤为幼科之首要。其将按诊分三部论述，先用通诊，次用分诊，再诊虚里，终诊上、中、下三脘，临床切于实用。如其曰："先用通诊法。轻手循抚，遍按胸膈至少腹，知皮肤之润燥，以辨寒热；中手寻扪，问痛不痛者，以察食滞之有无；重手推按，更问痛否，以察脏腑之虚实，沉积之何如。即诊脉中浮、中、沉之法也。次用分诊法，先诊胸膈，凡胸高起，按之气喘者为肺胀，或肺包膜积水，或肺气管停痰。膈间高起者，非气聚即积水也，即是龟胸，俗名心突，又名鸡胸胀，皆是此症。"

何廉臣尤重诊左边虚里，测宗气之虚实，病之轻重，预后之吉凶。如其曰："若跳动甚者，虽积热不可攻伐，以其先天不足也。凡虚里动气有三候：浅按便得，深按却不得者，气虚之候；轻按洪大，重按虚细者，血虚之候；有形而动者，积聚之候。故虚里之动，可以辨病机之轻重。视之不见，按之渐动，如应如不应者，为吉；若胸中气衰，其动高逾乳，至中府、云门者，凶。若其动洪大而弹手，与细按而绝然不应者，皆脉之宗气绝也，病必凶。""凡虚里动跃，多属血虚风动之候，或阴虚火旺之症。药宜甘润镇摄，切忌苦辛消克。"

次诊上、中、下三脘。诊上、中二脘，"以指抚之，平而无涩滞者，胃中平和而无宿滞也。按中脘虽痞硬，辘辘有声而不如石者，是积水也。若痛而拒按，必挟食积"。诊中脘，重在诊脐，何廉臣谓："诊腹之要，以脐为先。"如"脐之上下左右，胀大如著，动跃震手者，冲任脉动"，多见于温热伤阴、阴虚火动及泄泻、痢疾等证，难治。又说："热盛则冲脉动。动而低者，热毒轻。动而高者，热毒重，兼虚里亦动甚者死。惟积热渐下，冲任脉动渐微……"其次诊大腹，通过诊腹部热与脉候热，断表里之热。脉候有热而腹候无热者，是表热；按腹而热如烧手掌者，是伏热。此外，通过按腹辨别食痛、瘀痛、积水痛。食痛者，痛在心下及脐上，硬痛拒按，按之则痛益甚。瘀痛者，痛在脐旁小腹，按痛处则有块应手。积水痛者，腹痛牵引两胁，按之则软，辘辘有声，时吐水汁，吐则痛减。何廉臣所论按胸腹，为其临诊多年的经验集成，丰富了中医按诊的内容。

2. 切脉象

古人诊脉有三部九候法，脉与气血关系密切。何廉臣详悉脉象原理与气血之关系。其曰："辨脉能知气在脉外，血在脉中，脉之动根于心，气之原生于肺，于仲景一切脉法，自然贯通。"又曰："脉管外气分所主者，如弦、紧、滑、濡、牢、结等脉理均可识矣。"其据脉测预后，"病应得是脉者为顺，不应得是脉者为逆"，为诊脉辨证之要诀，但"全在临诊时一片灵机"。何廉臣根据临床经验，提出风邪、火邪、温病疫证等脉无定体，非前人皆以"浮为风，紧为寒，虚为暑，濡为湿，涩为燥，洪为火"为准，学者当从此举一反三。关于风邪脉象，其曰："风无定体者也，兼寒燥者紧数而浮，兼暑湿者濡缓而浮；暑湿挟秽之气，脉多似数似缓，或不浮不沉而数。"关于燥邪脉象，其曰："上燥主气，脉右浮涩沉数。下燥主血，脉左细弦而涩。"关于火邪脉象，指出火在经属气分，脉必洪盛；但火入胃腑，与渣滓相搏，脉必沉实而小，或沉数而小，甚则沉微而伏。关于温病疫证脉象，指出多见浮数躁盛之脉，但由于"温病有风温、冷温、湿温、温热、温燥、温毒之各异"，脉象可大相径庭，诊宜详悉。

（四）小儿温热诊法

何廉臣著《重订广温热论》，新增小儿温热诊法。何廉臣曰："惟小儿不能自言病状，辨症最难，兹特举九种诊断法，以为诊察小儿温热之一助。"分别强调辨神气，辨眉目，辨瞳神，辨唇齿，辨鼻，辨手络，辨手足冷，辨粪溺，按胸腹。

1. 辨神气

凡小儿热壮者，神必昏；热盛者，气必粗。若口鼻气粗，疾出疾入者，是为实热，邪气有余也；口鼻气微，徐出徐入者，是为虚热，正气不足也。总之，小儿温热，神气清明，热虽重可救；神气昏愦，热虽轻必变。

2. 辨眉目

凡小儿眉底现红色，眼上胞露紫筋，眼下胞现青色，皆为肝热之现象，须防火旺生风，风动痉厥之危候。

3. 辨瞳神

凡小儿目瞪神呆，即为热聚脑体之征，见此症者，其势多险。故《伤寒论》"目不了了，睛不和者，用大承气汤急下之"，盖热伤于脑，正与此同。若属痰者，必呼吸喘促，喉有痰声可辨。

4. 辨唇齿

何廉臣指出："凡小儿温热，唇赤而燥，即是下症；唇肿齿焦，亦是热极；唇红如丹，即发渴候；红甚焦黑，其病必危。他如上唇生疮，虫食其脏；下唇生疮，虫食其肛。"总结归纳来说，小儿患温热之病，如果出现口唇红而燥或肿而齿干的现象，都是热极之象，当用急下存阴；若唇红如朱砂色，是内热伤津之象，口渴为主要表现；唇红甚至焦黑，说明病情危重；如果唇上生疮，说明有虫邪。

何廉臣还指出："至于齿为肾之余，龈为胃之络，温热耗肾液者，齿色必黄，黄如酱瓣，宜救肾；耗胃津者，龈色必紫，紫如干漆，宜安胃；齿光燥如石者，胃热也；枯骨色者，肾液枯也；若上半截润者，是水不上承，为心火上炎也；咬牙啮齿者，温热化风为痉病；但咬不啮者，热甚而牙关紧急也。齿垢，由肾热蒸胃，浊气所结。其色如灰糕，则枯败而津气俱亡，肾胃两竭，为无治。齿缝流血者，胃火冲激则痛，如不痛，则出于牙根，肾火上炎也。齿焦者，肾水枯，无垢则胃液竭，有垢则火虽盛而液尚未竭也。齘齿者，眠睡而齿相磨切也，血气既虚，而风热又客于牙车筋脉之间，故睡后而邪动，引其筋脉，故上下齿磨切有声，谓之齘齿。"总结归纳来说，齿黄者热耗肾液，齿光燥如石者胃热，齿如枯骨者及齿焦者肾液枯竭，齿垢者肾热蒸胃，龈紫者热耗胃液，牙龈流血者胃火或肾火上炎，咬牙切齿者温热化风，牙关紧急者热盛，梦中磨牙者血气虚而风热客于牙车经脉之间。

5. 辨鼻

何廉臣认为鼻梁为"气之门户"，如"鼻梁赤光外侵"，是肺热液伤，气不流行，血行凝滞之象，多有脓血之证。"山根为胃之脉络"，青黑之纹，横于山根，乃小儿温热夹食，胃气抑郁之象。鼻孔为肺窍，鼻孔干燥属肺热，流浊涕也是肺热。鼻准属脾，红燥者脾热，惨黄者脾败。鼻色青，主吐乳，又主腹中痛，如果伴有肢冷者多预后不好。鼻色燥黑如烟煤者，是阳毒热极之象。鼻色赤者，主肺热，又主风热。鼻鼾难言者，主风温。鼻鸣干燥者，主风燥。鼻孔扇张，出气多，入气少者，肺绝之象。他又指出鼻扇有虚实新久之分，不可概言肺绝。若初病即鼻扇，多由邪热风火，壅塞肺气；若久病鼻扇喘汗，为肺绝。

6. 辨手络

辨手络即辨虎口纹。何廉臣遵滑寿之法，即"小儿三岁下，虎口看三关，紫热红伤寒，青惊白是疳，淡红淡黄者，斯为无病看"，又"纹见下节风关为轻，纹见中节气关为重，纹见上节命关为危，直透三关为大危"。他认为辨手络以手络不宜暴露为要，过露为血燥生风之候。

7. 辨手足冷

何廉臣指出："凡小儿热深肢厥，肝阳上升太过者，则头热而足冷。有余于上，不足于下也。纵气上升而过，则横气必收紧，故腹热而手冷，有余于纵，不足于横也。然必其头独热，其腹亦独热，与寒症异。"总结来说，小儿高热伴四肢厥冷的，其头和腹抚之均热，其机理是，肝阳上升太过，上有余而下不足，故头热而足寒，且肝阳上升则脾胃之气不能行于四肢，故腹热而手冷。

8. 辨粪溺

一般认为，粪如红酱，为湿热之候；粪色青，为寒邪在里。何廉臣认为："温热，多系肝家有火，胆汁生多，多则泻出，即伤寒论内，自利清水，色纯青，用大承气汤一条。"说明粪色青也有热证，辨别的要点在于大便汁黏而秽气重。何廉臣又指出小便短少深赤为热，溺红为热，黄亦为热，淡黄色者为虚热，浑白如米泔者为湿热。

9. 按胸腹

何廉臣认为按胸腹法"尤为幼科之首要"，因为"胸腹者五脏六腑之宫城，阴阳气血之发源"，所以欲了解脏腑的具体情况，可通过按胸腹法来探查。

何廉臣将按胸腹法分为三部，自胸至膈为上部，自上脘至脐上为中部，自脐至少腹为下部。先用通诊法，效法诊脉中浮中沉之法。轻手循抚，遍按胸膈至少腹，知皮肤之润燥，以辨寒热；中手寻扪问，痛不痛者，以察食滞之有无；重手推按，更问痛否，以察脏腑之虚实。

次用分诊法，先诊胸膈。凡胸高起，按之气喘者，为肺胀，或肺内有积水、停痰。膈间高起者，不是气聚，就是积水，如果是龟胸，俗名心突，又名鸡胸胀，皆系此症。诊左边虚里穴，若跳动甚者，为先天不足，虽有积热不可攻伐。何廉臣指出虚里动气有三候：浅按便得，深按却不得者，是气虚之候；轻按洪大，重按虚细者，是血虚之候；有形而动者，是积聚之候。通过虚里之动，可以辨病之轻重。按之应手，动而不紧，缓而不急者，宗气积于包络中也，是为常；视之不见，按之渐动，如应如不应者为吉；若胸中气衰，其动高逾乳，至中府、云门者凶；若其动洪大而弹手，与细按而绝然不应者，皆脉之宗气绝也，病必凶。何廉臣认为："小儿脉候难凭，惟揣虚里穴，确有可据，凡虚里动跃，多属血虚风动之候，或阴虚火旺之症，药宜甘润镇摄，切忌苦辛消克。"

诊上、中、下三脘。以指按之，平而无涩滞者，胃中平和而无宿滞；按中脘虽痞硬，漉漉有声而不如石者，有积水；若痛而拒按，必夹食积，虽热盛神昏，必先苦辛开泄，切忌苦寒直降。何廉臣指出：诊腹之要，以脐为先，如脐之上下左右，胀大如着，动跃震手者，主冲任脉动。若温热伤阴，阴虚火动之证，多有此候，病最难治；见于泄泻痢疾后者，病多不治。若小儿素禀母体气郁，一病温热夹食，肠中必有积热，热盛则冲脉动。动而低者，热毒轻；动而高者，热毒重；兼虚里亦动甚者死。

诊大腹。脉候有热，而腹候无热者，是表热，其热易去；按腹而热如烧手掌者，是伏热，其热不易去。故何廉臣指出："小儿温热，其轻重难以脉辨，而诊腹可以决定矣。"若满腹痛，则有食痛、瘀痛、积水痛之分。食痛者，痛在心下及脐上，硬痛拒按，按之则痛益甚；瘀痛者，痛在脐旁小腹，按痛处则有块应手；积水痛者，腹痛牵引两胁，按之则软，漉漉有声，时吐水汁，吐则痛减。若水肿胀满症，由腹按之至脐，脐随手移左右，失脐根者必死，脐大突者亦死。若绕脐而痛，乃燥粪结于肠中，欲出不出之候。

10. 三指诊面法

何廉臣专门列出三指诊面法。他提出："小儿半岁后有病，以名、中、食三指，曲按额前、眉上、发际之下，若三指俱热，是感受风热，鼻塞气粗；三指俱冷，是感受风寒，脏冷吐泻；若食、中二指热，是上热下冷；名、中二指热，是温热夹惊之候；食指热，是胸膈气满，乳食不消之类。"

二、治疗原则

何廉臣根据绍兴地居卑湿，病多湿热，提出治疗当依据地气重视治湿，湿热治肺，寒湿治脾。并提出治疗外感重视透邪外出，治燥创立温凉分治等原则。

（一）依据地气，重视治湿

由于绍兴地临海滨，土地卑湿，绍派伤寒医家根据其地域特色重视治湿。如俞根初在《增订通俗伤寒论》中谓："浙绍卑湿，凡伤寒恒多挟湿，故予于辛温中佐以淡渗者，防其停湿也。"何秀山在《增订通俗伤寒论》中，根据"吾绍地居卑湿，时值夏秋，湿证居十之七八"，提出辛淡化湿及温化芳淡法。何廉臣的治湿思想，是在继承前人的基础上提出的。其在《增订通俗伤寒论》中曰："吾绍地居卑湿，天时温暖，人多喜饮茶酒，恣食瓜果。"人易感湿热，用芳香清透淡渗之品。

此外，何廉臣亦重视素体禀赋因素影响疾病转归。其在《增订通俗伤寒论》中谓："素禀阳旺者，胃湿恒多。素体阴盛者，脾湿亦不少。"将湿证分为寒湿、湿热及暑湿三类分治。何廉臣治疗湿热，初用辛淡芳透以解表，藿香正气汤加减，频繁使用。同时，观其禀赋，体肥治用苦辛淡温法，体瘦者兼顾津液，治宜苦辛淡凉法；寒湿证治宜苦辛温淡药以开泄之，如苍术、川朴、半夏、陈皮、赤苓、猪苓之类；湿热证治宜苦辛凉淡药以开泄之，如黄芩、川连、半夏、枳实、滑石、通草、茵陈、冬瓜皮子之类；暑湿多为夏秋之间，人病伤寒兼湿为独多，治疗暑湿，必清其暑而湿方行。

（二）湿热治肺，寒湿治脾

何廉臣提出湿热重在治疗肺、脾二脏，此法为叶天士所提倡。何廉臣曰："湿热治肺，寒湿治脾，先生独得之薪传也。"由于肺主宣发肃降，通调水道，为水之上源，而脾主运化水湿，湿热在中，治宜先化湿后清热。故何廉臣提出："一从肺治，用辛淡清化法；一从脾治，用辛淡温通法。此二者，皆为化气利湿之正法。"何廉臣变古人治湿热之成法，结合自己临床经验，得出"苦辛温治寒湿，苦辛寒治湿热，概以淡渗佐之，甘酸腻浊，在所不用"的宝贵经验。

此外，何廉臣还提出了"轻扬肺气、清芬达郁法""清热通窍，芳香辟秽法""淡渗宣窍、芳香通神法"等治法。用药方面，以蔻仁、滑石、杏仁、川朴、姜半夏、瓜蒌皮为主，全取轻清之品，走气道以除湿；或用连翘、牛蒡、银花、马勃、射干、金汁，乃轻扬肺气，清芬达郁法；湿伤脾阳，用五苓散加椒目，以上为后人提供了宝贵的用药经验。

（三）治外感重视透邪外出

治疗外感强调透达，重视透邪外出，给邪以出路，这是绍派伤寒一大特色。何秀山在《增订通俗伤寒论》中指出："凡邪从外来，必从外去，发表固为外解，攻里亦为外解，总之使邪有出路而已……护正之方，究当以祛邪为主。"何廉臣认为，外感引动伏邪，治疗上提出"宜辛凉开达，而初起欲其发越，必须注重辛散"，表邪解后，"开达其伏邪为要"，治疗"但须清其络热，宜其气机，以治温热，或开其湿郁，达其膜原，以治湿温"。如"青蒿脑清芬透络，从少阳胆经领邪外出"，亦是透邪外出之法。

总之，透邪外出，使邪早有出路。透邪外出之法，又有解表、化湿、开郁、化浊等不同，但总以开门逐邪为要，使邪气去而正气自安。

（四）治燥创立温凉分治

何廉臣指出："凡治燥病，先辨凉温。"其曰："燥者干也，对湿言之也。初秋尚热，则燥而热。深秋既凉，则燥而凉，以燥为全体，而以热与凉为之用，兼此二义，方见燥字圆活，法当清润、温润。"何廉臣还提出："上燥治气，下燥治血，慎勿用苦燥劫烁胃汁也。"何廉臣在俞根初、何秀山基础上，又补充了王孟英、叶天士等医家相关论述，并归纳总结自己多年的临床经验，提出治燥用温凉分治法。

关于凉燥、温燥的治疗，何廉臣提出，初起治肺为急，当以辛凉甘润之方，宜葱豉汤。次辨燥湿，何廉臣指出："当辨燥湿二气，孰轻孰重，所兼何邪，所夹何邪。""对病发药，使之开通，燥病夹湿，用药最要灵活，专润燥，须防其滞湿。专渗湿，须防其益燥。"如凉燥初起，宜用辛润，开达气机为君，如杏仁、牛蒡、葱白、豆豉、前胡、桔梗之属；如治温燥，宜用辛凉甘润，清宣气机，辛凉如苏薄荷、鲜葱白、嫩桑芽、青连翘、炒牛蒡、青蒿脑、滁菊花、银花之类。甘润如鲜茅根、鲜野菰根、活水芦笋、瓜蒌皮、雅梨皮、青蔗皮、梨汁、蔗汁、竹沥、柿霜、西瓜皮、绿豆皮、生荸荠汁、生藕汁之类。

总之，治疗燥证，何廉臣用药多用轻清之品，鲜品为主，鲜露为次。对于凉燥，其治以"辛温为君，佐以辛甘"；对于温燥，治以"辛凉为君，佐以苦甘"，观其病变，随证治之。

三、辨证论治

（一）论治六淫时病

何廉臣认为，"一岁之中，时病多而杂病少"，故其强调时病以六淫分类，如风寒暑湿燥火等，六淫之外，如瘟疫、喉痧、白喉、霍乱、天痘、赤痢、鼠疫等，有传染性，与六淫之为病不同，归为传染病一类。

何廉臣强调病因，重视外邪，将外邪致病以四时六淫来分论，对于各淫疾病，在病因相同的情况下，又根据属本证、属兼证、属夹证、属变证的不同分别论治。他对六淫感证的诊疗经验，散见于《感症宝筏》《重订广温热论》《增订通俗伤寒论》《湿温时疫治疗法》和《全国名医验案类编》所载医案的按语中。以下分别论述何廉臣对六淫诸病的基本认识。

1. 风淫诸病

风有内外之分。外风为六淫病邪之一，内风系身中阳气所化，多为火热郁结或肝阳偏亢所致的经络气血逆乱状态。

（1）外风

由于风为百病之长，善行而数变，四时皆能伤人。经口鼻而入者，多先犯肺系。如冒风多由口鼻而入，即鼻伤风。伤风，有风伤卫者，有风伤肺者。何廉臣认为，风温为病，其因有二：一为新感，一为伏气。风温新感，即叶天士所谓"温邪上受，首先犯肺"。伏气化温，为伏热，即张璐所谓"凡病伤寒而成温，发于夏至以后者为热病"。风温犯肺，肺胀喘促，小儿尤多，病最危险，儿科专家往往称之为马脾风。马脾风症见"上气喘急，两胁扇动，鼻张闷乱，喘喝声嗄，痰涎壅塞，其证危急，宜急攻之"。经肌表而入者，多始自经络。例如：脑风，表现为脑连巅痛，何廉臣言此证"风从外入，令人振寒，汗出头痛，治在风府"。

然而，外感于风，正虚风盛，则可内传于脏。如飧泄的病机，何廉臣认为："飧泄，原属于风；风木一盛，土必受戕，脾气因而下陷；升补之法，正宜用也。"风邪很少单独侵袭人体，往往兼邪同犯。如论"风湿"则谓："同一风湿，有风寒挟湿者，有风温挟湿者。"风邪与饮食之邪相搏，则成风哮。何廉臣谓："小儿奶哮，往往由患儿伤风，乳母不知忌口，凡荤酒油腻，盐醋酸咸，姜椒辛辣，芥菜面食等，一概乱吃，以致乳汁不清，酝酿而成，成则颇难除根。"风触胎毒，则为赤游风，何廉臣谓："小儿最多，皆由热毒内郁，风热感触而发。"

何廉臣还论述了重伤风，现代常认为即流行性感冒，起病急，畏寒发热，周身疼痛，常伴随鼻流清涕，干咳，喉痛，胸骨疼痛，结膜充血，全身衰弱等临床表现。何廉臣曰："重伤风一证，证虽极繁而病人多不注意，病至难治而医家漫不经心，皆泥于伤风为小恙故耳。岂知咳嗽一日不除，病根一日不芟。"他指出，重伤风初起表现轻，往往会被医生、患者轻视，易成失治误治。他引徐灵胎《医学源流论·伤风难治论》，提出论治重伤风需注意之处，言"伤风由皮毛入于肺，肺为娇脏，太寒则风气凝而不出，太热则火烁肺而动血，太润则生痰饮，太燥则耗津液，太泄则汗出而阳虚，太涩则气闭而邪结"。依据以上原则，何廉臣自制疏风止嗽汤：荆芥穗钱半，苏薄荷一钱，光杏仁二钱，广皮红八分，百部钱半，清炙草六分，紫菀二钱，白前钱半，组方即不太热太燥太泄，又不太寒太润太涩。他说："方虽平淡，收效殊多。惟好赌博、贪酒色，矫情执意者，难收全功，医当忠告而善导之。"至于服药后的护理，他强调重视戒口及避风。

何廉臣治外风多用宣肺泻卫法，轻则薄荷、荆芥，重则羌活、防风，杏、橘、桔，尤为宣气之通用。风郁化热生痰，轻则蜜炙陈皮，重则瓜蒌、川贝，或胆星、竺黄、蛤粉、枳实之属，竹沥、姜汁为化痰之通用。风热炼液，又宜润燥，轻则梨汁、花露，重则知母、花粉，鲜生地、鲜石斛生津尤良。

（2）内风

何廉臣指出："中风之为病，有触外风引动内风者；亦有不挟外风而内风自动也。"他认为东南中风之病，血气虚弱，猝感外邪而发者最多。内风系自内而生，论其病机，引《资生经》所云："凡中风由心腹中有大热而作，谓猝中外风者，特其激动内风之引线耳。"内风多由肝阳肝火所产生，如头风害目。何廉臣指出："为肝热生风，逼血与气，并走于上，轻则为头目痛，重则为晕厥，其方用羚角、石决明、珍珠母、生玳瑁、石蟹、桑叶、滁菊、谷精草等，潜镇熄风，亦颇有效。"此外，内风又与痰有一定的关系。何廉臣谓："风痉似惊，由温邪入，阴液内耗，陡动肝风，挟痰湿上冲神经，以致或痉或厥。"又谓："风热挟痰，最易激动肝风。"反之，肝风内动，痰浊也随之上逆，易出现痉厥、卒中之证。

何廉臣对于中风的认识，是在中医基础上参合西医。他认为："吾国所谓中风者，即西医所谓脑猝中也。中风之为病，古医向分中经、中络、中腑、中脏四端。西医谓此由血冲脑经之病，分脑充血、脑积血、脑出血、脑筋麻痹，亦有四端。据其剖验所见，凡以是病死者，其脑中必有死血及积水，是血冲入脑，信而有征。顾血行于脉络之中，何故而上冲伤脑，竟致血管破裂，西医亦未明言其原理。"

何廉臣赞同鲁人张伯龙的观点，张伯龙据《素问·调经论》"血之与气，并走于上，则为大厥，厥则暴死，气复反则生，不反则死"一节，参用血冲脑经之说，谓脑有神经分布全体，以主宰一身之知觉运动，凡猝倒昏瞀、痰气上壅之中风，皆由肝火上亢，化风煽动，激其气血，并走于上，直冲犯脑，震扰神经，而为昏不识人、歪斜倾跌、肢体不遂、言语不清诸症，皆脑神经失其功用之病。苟能于乍病之时，急用潜阳镇逆之剂，抑降其气火之上浮，使气血不并走于上，则脑不受其激动，而神经之功用可复。何廉臣认为，此说既申明《素问》气血并走于上之真义，又能阐发血冲脑经之原因，虽然是新发明之学理，仍与中医传统中风理论隐隐相符。

何廉臣认为："医者不必拘于西北多真中、东南多类中，及真中属实、类中属虚等说，总须随证辨其虚实，析其寒热，而施治法也。"何廉臣还认为："中风偏枯是虚人而后中于虚风也，因虚受风。故《内经》有真气去，邪气独留，发为偏枯之说。"

2. 寒淫诸病

寒淫病，主要是指伤寒病，还包括伤寒变病、兼夹病，以及部分寒痹、寒疟、寒痢、寒湿阴黄等。寒为阴邪，最易伤人阳气。寒邪外束，与卫气相搏，阳气不得宣泄，出现恶寒发热、无汗等症。故《素问·热论》："今夫热病者，皆伤寒之类也……人之伤于寒也，则为病热。"故何廉臣认为，"风寒两伤太阳，用麻桂各半汤，泄卫和营"，乃"属长沙正法"。但又指出："伤寒当行发表者，必察其人本气阴阳无亏，方可径用。若真阳素亏，平日恶寒喜热，惯服辛温，大便溏滑者，此为阴脏，宜加附子、炮姜、黄芪、白术于发表药中，助阳御表，庶免虚阳外越之弊。"伤寒直中阴经，其身不发热者，为阴经伤寒。何廉臣认为，此系"病者元阳素弱，不胜阴寒之侵逼"所致。又谓："太阴伤寒，必其人脾阳素弱，故邪即中人阴经。"少阴病属心肾，心肾阳衰，气血不足，水火偏虚，复感风寒，是少阴伤寒的主要成因。故补散兼施，麻黄细辛附子汤为其正治。何廉臣曰："少阴伤寒，始得病即脉沉发热，略一蹉跎，势必至吐利厥逆，故乘其外有发热，一用麻黄发其外，一用附子治其内，然必佐细辛，从阴精中提出寒邪，使寒在骨髓者，直从外解。"并谓："少阴伤寒，有传经直中之分。直中者多从水化，浅则麻附细辛汤证，深则四逆汤证；传经者多从火化，今因津枯热炽，舌黑燥而不得语，急以黄连阿胶汤，泻南补北，确是对证处方。"在伤寒的病变中，"寒厥用四逆汤，热厥用四逆散，研究《伤寒论》者皆知之，所难者辨证耳！"何廉臣推崇成无己、喻嘉言等，如其引成无己所云："凡厥若始得之，手足便厥而不温者，是阴经受邪，阳气不足，可用四逆汤；若手足自热而至温，从四逆而至厥者，传经之邪也，四逆散主之。"以此辨别，至为精审。

何廉臣认为，"凡病皆有寒热虚实，首要辨明"，对于痢疾，尤有独特的见解。其曰："张璐曰：'前哲论痢，并以白沫隶之虚寒，脓血隶之湿热。'河间、丹溪从而和之，后世咸以为痢皆属热，即东垣之长于内伤脾胃者，亦认定脓血为热，岂知血色鲜紫脓厚者，信乎属热。若瘀晦稀淡，或为玛瑙色者，为阳虚不能制阴而下，非温理其气，则血不清，理气如炉冶分金，最为捷法。凡遇瘀晦清血诸痢，每用甘草、干姜，专理脾胃；肉桂、茯苓，专伐肾邪，效如桴鼓。"

何廉臣论治寒病，认为外寒宜汗，可用太阳汗剂；里寒宜温，则用太阴温剂。唯上焦可佐生姜、蔻仁；中焦可佐川朴、草果，或丁香、花椒；下焦可佐小茴、沉香，或吴萸、乌药。其治阴证伤寒，别有良法，何廉臣《增订通俗伤寒论》曰："初起先解其阴毒，以止吐利腹痛，用鲜生姜四两，原粒胡椒十粒，紫金片一钱，共捣取汁，冷饮一二盏，即将其渣和入黑、白芥子各一钱，鲜葱白十枚，共捣成饼。先用麝香五厘、桂末一分，填入脐中，将饼罨在胸腹脐间上下，以小熨斗盛炭火烫运之，以行其气血。干则和姜葱汁、烧酒、松节油等再熨，熨至手足温和，吐利均止者生。另用烧糟捣艾叶包擦两手足湾，以肢温筋宽为度。若吐泻脱元，六脉沉微似伏，甚则脉绝者，急用姜汁磨广木香一小匙，调当门子五厘，和别直参三钱重，汤炖温服之，脉至者生，不出者死。惟脉绝则两手全无，须重按至骨间全无者，方是绝脉。若沉按忽隐忽现，则为脉陷下而已。"

3. 暑淫诸病

暑为阳热，主升主散。故何廉臣对张洁古谓静而得之为中暑，李东垣谓避暑乘凉得之者，名曰中暑，持有异议。其认为，中暑"多由卒中炎暑而得，急则忽然闷倒，缓则次日昏蒙，乃动而得之之阳证也"。暑热之气，最易刑金伤肺。故指出："暑为湿遏，初起邪在气分，即当分别湿多热多。湿多者，治以轻开肺气为主，肺主一身之气，气化则湿自化，即有兼邪，亦与之俱化。湿气弥漫，本无形质，宜用体轻而味辛淡者治之，辛如杏仁、蔻仁、半夏、厚朴、藿梗，淡如苡仁、通草、茯苓、猪苓、泽泻之类，启上闸，开支河，导湿下行以为出路，湿去气通，布津于外，自然汗解。"暑多夹湿，故"凡治暑湿，先当辨暑重湿重。若暑重于湿者，湿从火化，火必就燥，则生地、石斛却为善后调养之要药；若湿重于暑，暑尚在湿之中，病从水化者多，其气机必滞，早用地、斛清滋解热则不足，滞湿则有余"。

暑邪为病，或伤或中，都容易治疗，唯伏暑证比较难理。暑而名伏，当然不同于新受，其病因病机多曲折反复，王孟英所谓"抽茧剥蕉"，即是指此。根据何廉臣的体会："伏暑挟湿，病势反较伏暑化火为缠绵，往往一层解后，停一二日，再透一层，且每有后一层之邪，更甚于前者，予曾屡见不鲜矣。"何谓伏暑？何廉臣认为："伏暑，即伏热也。所伏之浅深不一，病状之发现各殊。""病发处暑以后者，名为伏暑，症尚浅而易治；发于霜降后，冬至前者，名曰伏暑晚发，病最深而难治。"故"阳明伏暑，较之潜伏阴经者易治"，方如竹叶石膏汤加减，清解即除。"少阴伏暑，累及阴维，故先实其阴，以补不足，继泄其阳以退伏热"，较阳明伏暑为难疗，宜仿猪肤、复脉、黄连阿胶诸方之例为治。特别是"伏暑挟痰化火，病情纠葛，用药颇难，过用辛淡，则伤阴涸液，过与苦寒，则滞气伤中，若先回获其气液，又恐助浊增病。"何廉臣凭其多年经验，对此病治疗有一整套比较完美的方案。其首先指出："余治伏暑内发，新凉外束，轻则用益元散加葱、豉、薄荷，重则用叶氏荷杏石甘汤加葱、豉，皆以辛凉泄卫法解外。外解已，而热不罢，伏暑即随汗而发，必先审其上、中、下三焦，气、营、血三分随证用药。"接着按照上中两焦气分血分，各出治法。在下焦则又分"阴分血室"与"阴分精室"施治，具见精细，善后法则以滋养阴液、肃清余热为主，选方为叶天士加减复脉汤及甘露饮加西参、蔗浆。何廉臣还补充说："当病在中下焦胃肠，夹食积者最多，每用陆氏润字丸，磨荡而缓下之，或用枳实导滞丸，消化而轻逐之。"

何廉臣论治暑病，治宜清凉宣泄，芳化清暑。辛凉宣上药，轻则薄荷、连翘、竹叶、荷叶，重则香薷、青蒿，芦根尤具辛凉疏达之能。甘寒清中药，轻则茅根、梨汁、竹沥，重则石膏、知母、西洋参、生甘草，而西瓜汁、绿豆清尤为甘寒清暑之良品。酸泻敛津药，轻则梅干、冰糖，重则五味子、沙参、麦冬，而梅浆泡汤尤为敛津固气之常品。暑湿乃浊热黏腻之邪，最难骤愈。初用芳淡，轻则藿梗、佩兰、米仁、通草，重则苍术、石膏、草果、知母、蔻仁、滑石，而炒香枇杷叶、鲜冬瓜瓤尤为芳淡清泄之品。继用苦辛通降，轻则栀、芩、橘、夏，重则连、朴，佐以芦根、灯草，若五苓配三石，更为辛通清泄之重剂。

4. 湿淫诸病

何廉臣曰："吾绍地居卑湿，天时温暖，人多喜饮茶酒，恣食瓜果。素禀阳旺者，胃湿恒多；素体阴盛者，脾湿亦不少。一逢夏秋之间，日间受暑，夜间贪凉，故人病伤寒兼湿为独多。"

一般认为，湿为阴邪，最易阻滞气机，伤人阳气。何廉臣虽然同意"湿为阴邪"的看法，但是他着重指出："湿兼寒热二者而成，或偏寒，或偏热，不得以阴邪二字括之。观天地之湿，发于夏月，是火蒸水而湿乃发，故湿之中人，有湿挟寒之证，有湿挟热之证，有寒闭于外，热郁于内之证。"因而他强调说："湿温之为病，有湿遏热伏者，有湿重热轻者，有湿轻热重者，有湿热并重者，有湿热俱轻者，且有挟痰、挟水、挟食、挟气、挟瘀者，临证之时，首要辨明湿与热之孰轻孰重，有无兼挟，然后对证发药，随机策应，庶可用药当而确收成效焉。"一般治法，初用辛淡芳透以解表，藿香正气散最为繁用；继则观其体肥而面色白者，兼顾阳气，治用苦辛淡温法，或佐桂、苓，或佐姜、术；体瘦而面色苍者，顾其津液，治宜苦辛淡凉法，或佐芦、茅二根，或佐梨、蔗二汁。并强调以辛淡清化法治湿热，以辛淡温通法治寒湿，总结为"湿热治肺，寒湿治脾"。"湿胜于热者，藿朴胃苓汤加减；热胜于湿者，苍术白虎汤增损。"何廉臣还指出，湿性缠绵，尤以酒客、不重摄生、阴虚而夹湿热等三者最难治疗。

他依据《时病论》所引倪松亭的治湿大法，认为治湿当细察表里上下，为用药之准的。如湿气在皮肤者，宜麻、桂、二术，以表其汗，亦可用羌、防、白芷等风药，以胜其湿。水湿积于胃肠，肚腹肿胀者，宜用遂、戟、芫、丑之属，以攻其下。寒湿在于肌肉筋骨之间，拘挛作痛，或麻痹不仁者，宜用姜、附、丁、桂之属，以温其经。湿气在于脏腑之间，腠理之外，微而不甚者，宜用术、苍、朴、夏之属，以健脾燥湿，等等，可称要言不烦。

何廉臣论治湿病，重在淡渗，猪苓、茯苓、苡仁、滑石是其主药。湿重者脾阳必虚，香砂理中汤是其主方；湿着者肾阳亦亏，真武汤是其主方。其他如风湿宜温散、寒湿宜辛热、湿热宜芳清宣化。唯湿火盘踞肝络，胆火内炽，宜用苦寒泻火为君，佐辛香以通里窍，当仿当归龙荟丸法始能奏效。

5. 燥淫诸病

燥为秋季的主气，其气清肃，其性干燥，与肺气相应。对此，何廉臣指出："春月地气动而湿胜，故春分以后，风湿暑湿之证多；秋月地气肃而燥胜，故秋分以后，风燥凉燥之证多。若天气晴暖，秋阳以曝，温燥之证，反多于凉燥。前哲沈氏目南谓《性理大全》'燥属次寒'，感其气者，遵《内经》'燥淫所胜，平以苦温，佐以辛甘'之法，主用香苏散加味，此治秋伤凉燥之方法也。""叶氏香岩谓秋燥一证，初起治肺为急，当以辛凉甘润之方，气燥自平而愈；若果有暴凉外束，只宜葱豉汤加杏仁、苏梗、前胡、桔梗之属。"燥可由风湿寒热之气转化而成。何廉臣指出："风为阳邪，久必化燥，湿为阴邪，久亦化燥，并且寒亦化燥，热亦化燥，燥必由他病转属，非必有一起即燥之证。"同时，还指出："六气之中，惟燥难明。盖燥有凉燥、温燥、上燥、下燥之分。凉燥者燥之胜气也，治以温润，杏苏散主之；温燥者，燥之复气也，治以清润，清燥救肺汤主之；上燥治气，吴氏桑杏汤主之；下燥治血，滋燥养荣汤主之。""燥与火不同，火为实证，热盛阳亢，身热多汗，法宜苦寒，夺其实而泻其热；燥为虚证，阴亏失润，肌肤焕燥，法宜甘寒，养其阴而润其燥。"还指出："乳子燥热动风，每多发痉。""《内经》谓'阳明之上，燥气治之'，故凡燥热致痉，即《伤寒论》阳明热盛，习习风动之候。"治宜清热润燥，息风镇痉，方如白虎汤加蜈蜈、全蝎、钩藤之类。

6. 火淫诸病

何廉臣在《全国名医验案类编》六淫病案中，将温病、热病列入火淫病案。他认为，"六淫之中，如风寒暑湿燥等五气，多从火化，种种传变之火证极多"，这种邪从火化而出现的火热证候，何廉臣简称为"伏气"。其曰："热病者，纯热无寒之伏气也。发于春者为瘴热，发于夏者为热病，热能化火，火就燥。""热结阳明，用石膏、大黄，以清降之；热陷少阴，用犀角、羚、地，以清透之。此热病分经用药之大要也。"何廉臣关于"伏邪化热"的观点，强调了"肝胆为发温之源，阳明为成温之薮"的说法。他在论述温病伏邪与新感时指出："伏温之邪，由春夏温热之气，蒸动而出，此其常也。亦有当春夏之际，感冒风寒，邪郁营卫而为寒热，因寒热而引动伏气，初起一二日，第见新感之象，意其一汗即解，乃得汗后，表证略减，而里热转甚，昧者眩其病状，几若无可把握，不知此新邪引动伏邪之证，随时皆有。治之者，须审其伏邪与新感，孰轻孰重，若新感重者，先撤新邪，兼顾伏邪；伏邪重者，则专治伏邪，而新感自解。"这种根据证候轻重，决定治法先后的思路，是可以借鉴的。

在温病治法上，陆九芝谓温病热自内燔，其最重者，只有阳明经腑两证，经证用白虎汤，腑证用承气汤。何廉臣对陆九芝这种治疗温病专重阳明，决不涉及别经的见解，谓其未免太偏。他认为："温病邪热蒸郁，入于阳明者居多，热在于经，犹属无形之热，其证烦渴多汗，狂谵脉洪，此白虎证也；若热结于腑，则齿垢，唇焦，晡热，舌苔焦黄，神昏谵语，脉沉实，此承气证也。只要认证清楚，确系热在于胃，则白虎承气依法投之，可以取效反掌。即温病发斑之际，用清营透络，解毒化斑，而斑仍不透，往往用攻下逐毒，腑气一通，而斑始大透，伏邪从斑而解者，亦常见之。"

他扼要地指出："热之浅者在营卫，黄芩、石膏为主，柴、葛为辅；热之深者在胸膈，以花粉、栀、豉为主；热在肠胃者，当用下法，不用清法，或下法兼清法亦可；热入心包者，黄连、犀、羚为主，热直入心脏则难救，用牛黄犹可十中救一。"对热邪致病的辨证，分"热在营卫之候""热在胸膈气分抑郁之候""热陷心包及心、血分灼烁之候""邪热攻脑或尿毒上冲之候""热在胃肠之候""热陷肝肾之候"及"热陷冲任之候"等7个证候群。随证确立辛凉开达、轻清化气、甘寒救液、苦寒直降、清络宣气、清火兼消痰、清火兼导滞、清火兼通瘀、苦寒复甘寒、苦寒复酸寒、苦寒复咸寒等11个治疗法则，各举出精当方药及具体适应证。

另外，对于热病中，太阳病不解，内热郁结于下焦膀胱部位，其人如狂，热盛血瘀的蓄血证，何廉臣依据舒驰远的观点，指出："膀胱蓄血与大肠蓄血应有别，血蓄膀胱者，少腹硬满，小便自利；大肠蓄血者，屎虽硬而大便反易，其色必黑，桃仁承气为大肠蓄血者宜之；若太阳蓄血，乃为热结膀胱，其去路自应趋前阴而出，当用红花、小蓟、生地、归尾、万年霜之类，加入五苓散中，从小便以逐其邪，庶几有当。"

何廉臣认为，郁火宜发，发则火散而热减，轻扬如葱、豉、荷、翘。升达如升、葛、柴、芎。透斑疹以角刺、蝉衣、芦笋、西河柳。实火宜泻，轻则栀、芩、连、柏；重则硝、黄、龙、荟。虚火宜补，阳虚发热，宜补中益气汤。阴虚火旺，以其心阴虚者，宜黄连阿胶汤；肝阴虚者，宜丹地四物汤；脾阴虚者，宜黑归脾汤；肺阴虚者，宜清燥救肺汤；肾阴虚者，宜知柏地黄汤。若胃未健者，则以先顾胃阴为要。唯阴火宜行，破阴回阳为君，附、姜、桂是其主药，或佐甘咸，或佐介潜，或佐镇纳，或佐敛汗，即所谓"引火归原，导龙入海是也"。

综上所述，可见，何廉臣对六淫诸病的论治，是学有渊源的，分析病机，是丝丝入扣的，对于当前中医治疗外感热病，仍有一定的参考价值。

（二）论治湿温时疫

民国元年（1912）春夏之交，绍兴地区爆发一种时疫，何廉臣及其所领导的绍兴医学会组织人手积极应对，研究预防，扑灭之策。根据他们的调查研究以及临床观察，认为"此种时疫，确系湿温，并非疬疫，亦非大疫。绍地滨海居湿，实为年年之风土病"，并指出"苟能治疗得法，十中可活八九"。何廉臣等博采众长，审慎周详，将是证之治疗方法，以及卫生预防，公布在《绍兴医学卫生报》上，后汇订成册，书名《湿温时疫治疗法》。何廉臣在书中论述了湿温的病因、病理、病状、中医治法，尤其是湿温化症的治疗，博采前人治疗经验，并参以各个会员的实践心得。

1. 病名之定义

何廉臣概述中西医对该病的定名和定义，他认为该病西医名曰"小肠坏热病"，日本医学界名曰"肠窒扶期（即小肠发热溃烂之谓）"，中医名曰"湿温时疫"。他又为之解释曰："无传染性者，谓之湿温时病；有传染性者，即为湿温时疫。"

2. 病因之原理

何廉臣指出，西医认为传染病源于"肉眼不可见之细菌及原虫所起"，本病之发病因素，实源"亥勃氏格氏，所精密研究之窒扶斯杆菌"。而我国古人于各种传染病，多知为"霉气之秽毒"，是"已发觉细菌之征兆矣"。他指出，虽然中外之说不同，但公认"有一种之发病素，其理则一也"。中医认为，发生时疫的原因，"或由于腐烂之草木，或由于污水之潜热，或由于埃槽粪溺之秽浊，或由于死狗死猫之臭毒"。值夏秋之时，"光热吸引，遂使一切不正之杂气，升降流行于上下之间。凡在气交之中，无男无女，无老无幼，无少无壮，不能不共传染"。

3. 病状及疗法

何廉臣首先简要介绍了西医的诊断疗法，并认为西医治疗本病"固执呆板，不若中医之临证活变"。他认为本病之表现不一，变证复杂，其中最紧要者，当分为"急性时疫"和"慢性时疫"两种。

（1）急性时疫

何廉臣认为，急性时疫"纯是血分热毒病"，虽然最初感受的邪气，有性"寒"、性"湿"之不同，但"寒郁之久，悉从火化，湿郁之极，必兼燥化"，化火、化燥是其最终结果。何廉臣认为，该邪易伏于血络，伏于肝络则肝络郁，久则"相火劫液，液结化燥"；伏于心络则心络郁，久则"君火烁血，血热生风"。

①相火劫液，液结化燥

何廉臣认为："肝络郁而相火劫液化燥者，多发自少阳胆经，首犯胃经血分。"

症状：面赤如朱，眼白均现红丝。壮热而渴，不恶寒，反恶热，目眩耳聋，口苦干呕，胸腹热甚，按之灼手，热汗时出，神多烦躁；甚至如醉如狂，扰乱惊窜；或发疹发斑，小便短数热，大便燥结。

舌象：鲜红起刺，或鲜红而舌根强硬，或纯红而有小黑点，或纯红而有深红星，间有红点如虫碎状者，或纯红而苔黏有裂纹，如人字、川字、爻字不等，或裂如直槽者。

脉象：弦滑而盛躁，或右大而左弦数。

治法：宜清解肝胆火之郁，救胃液之燥，以防肝经风动。先用犀地桑丹汤，清营透络，使伏邪从斑疹而解，或由战汗而解；若仍不解者，用犀连承气汤合更衣丸急下之，使伏火从大便而解；如斑疹透出不畅者，用清火解毒法，如犀羚白虎汤加金汁、白颈蚯蚓、甘萝根汁，则斑疹大透而伏火始解，解后用千金生地黄煎清余火而复胃液。若虚羸少气，气逆欲吐，用竹叶石膏汤，去竹叶加鲜竹茹、鲜茅根、清蔗浆配姜汁数滴，和胃气而复津液。

②君火烁血，血热生风

何廉臣认为："心络郁而君火烁血，血热生风者，多发自厥阴肝经，最易上蒸脑筋。"

症状：多昏沉蒙闭，或如醉如痴，尸厥不语。热深厥深，手足反冷，咽干舌燥，头颈动摇，口噤齿齘，腿脚挛急，时发瘛疭；甚或睾丸上升，宗筋下注，少腹里急，阴中拘挛；或肠燥，有似板硬，按之痛甚，弯曲难伸，冲任脉失营养，当脐上下左右按之坚硬，动跃震手，虚里穴及心房亦必动跃异常。

舌象：焦紫起刺如杨梅，或舌苔两旁有红紫点，或舌红无苔而胶干，或泛涨而似胶非胶，或无液而干黏带涩。

脉象：多弦紧搏数。

治法：宜急救血液之燥，息风火之亢，以防阴竭阳越。急用犀羚二仙汤，或滋液救焚汤，重加瓜霜紫雪丹，先清其神而息风，继用龙胆泻肝汤，或平阳清里汤，咸苦寒降以泻火，终用阿胶鸡子黄汤，滋阴液以镇肝阳。

（2）慢性时疫

何廉臣认为，慢性时疫纯是"气分湿秽病"。据湿温本证而论，当须分别湿多热多，兼寒兼风之界限。

①湿多

何廉臣指出："湿多者，湿重于热也。其病发自太阴肺脾，多兼风寒。"

症状：多沉困嗜睡。必凛凛恶寒，甚而足冷，头目胀痛昏重，如裹如蒙，身痛不能屈伸，身重不能转侧，肢节肌肉疼而且烦，腿足痛而且酸，胸膈痞满，渴不引饮，或竟不渴，午后寒热，状若阴虚，小便短涩黄热，大便溏而不爽，甚或水泻。

舌象：苔必白腻，或白滑而厚，或白苔带灰兼黏腻浮滑，或白带黑点而黏腻，或兼黑纹而黏腻，或舌苔满布，厚如积粉，板贴不松。

脉象：模糊不清，或沉细似伏，断续不匀。

治法：以轻开肺气为主，宜用藿朴夏苓汤，疏中解表，使风寒从皮腠而排泄；芳淡渗利，使湿邪从内肾膀胱而排泄，汗利兼行，自然湿开热透，表里双解矣。前方中，痰郁，加星香导痰丸；食滞，加沉香百消曲，或生萝卜汁，和生姜汁少许。若兼神烦而昏蒙者，此由湿热郁蒸过极，内蒙清窍。前方去蔻仁、厚朴，加细辛二三分，白芥子钱许，鲜石菖蒲根叶钱半，辛润行水，豁痰开蒙；再加水芦二三两，灯心钱许，轻清甘淡，泄热导湿，蒙闭即开。若兼大便不利者，此由湿阻气滞，或夹痰涎，前方去藿、朴、豆豉，加蔻仁拌捣瓜蒌仁，苏子拌捣郁李净仁等品，流利气机，气机一开，大便自解，即汗亦自出矣。

②热多

何廉臣指出："热多者，热重于湿也。其病多发于阳明胃肠，虽或外兼风邪，总属热结在里，表里俱热。此时气分邪热郁遏灼津，尚未凝结血分。"

症状：或如油腻，或如烟熏。必心烦口渴，渴不引饮，甚则耳聋干呕，口秽喷人，胸腹热满，按之灼手，甚或按之作痛。

舌象：苔必黄腻，舌之边尖红紫欠津，或底白罩黄，混浊不清，或纯紫少白，或黄糙起刺，或苔白底绛，黄中带黑，浮滑黏腻，或白苔渐黄而灰黑，伏邪重甚者。苔亦厚而且满，板黏不松。

脉象：数滞不调。

治法：宜先用枳实栀豉汤合刘氏桔梗汤，再加茵陈、贯众之清芬解毒，内通外达，表里两彻，使伏邪从汗利而双解。渐欲化燥，渴甚脉大，气粗逆者，重加石膏、知母、芦根汁等，清肺气而滋化源。其次，用清芳辟疫汤，辛凉芳烈，轻清甘淡，泄热化湿，下行从膀胱而解，外达从白㾦而解，或斑疹齐发而解，即或有邪传心经，神昏谵烦，亦须辨明舌苔。如舌苔黄腻，仍属气分湿热，内蒙包络清窍，宜用昌阳泻心汤，加竹沥和姜汁少许，取其辛润以达之、苦寒以降之、清淡以泄之，使湿热浊邪，无地自容，其闭自开。极重者，再加太乙紫金丹。如昏蒙而厥者，可用厥症返魂丹。如舌色紫干，或纯绛，或圆硬，或黑苔，神昏谵语，或笑或痉，甚则晕厥，闭目不语。此由湿温化火，窜经入络，内陷心肝，治宜大剂犀地清神汤，重加瓜霜、紫雪，清心透络，泻肝息风，或用加减神犀汤合犀珀至宝丹，清营解毒，通血宣窍。

（3）湿温化证

何廉臣重视湿温化证，认为"湿温……化症不一，最宜注重"。常见化证包括湿温化痧气、湿温化霍乱、湿温化疟疾、湿温化泄泻、湿温化黄疸、湿温化痢疾、湿温化水痘、湿温化肿胀。

①湿温化痧气

湿温化痧气，当分为急痧证、慢痧证二种。

急痧证

初起即胸膈紧闷，四肢麻木，躁扰昏乱，大叫腹痛，青筋外露，斑点隐隐。继即闭目不语，昏厥如尸，手足反冷，脘腹约热，脉多沉伏，舌多灰苔，或黄腻带紫。此由湿秽阻滞气机，温毒内陷清窍，证势最急最险。宜内外兼治，外治如用飞龙夺命丹，搐鼻以取嚏，刺两手少商穴，以开肺气，真薄荷油搽碗盖口，即括后颈背脊至尾闾止，连刮数十余次，以现紫色点为度，观音急救散，速点两眼角以解痧毒。内治宜芳香宣窍，清芬化浊，清快露一两，和入行军散三分，或瓜霜、紫雪三四分，取效最捷。若兼食积，必胸脘高突，不可抑按，欲吐不得，欲泻不能，当先进飞马金丹三五粒，使上吐下泻，以开达之。此种急痧，稍一失治或缓治，其人即毙。

慢痧证

初起乍寒乍热，继则纯热无寒，或背微寒，头重晕痛，四肢倦怠，甚或麻木，肌肉烦疼，胸脘痞满，恶心欲呕，心膈闷乱；甚则神识如蒙，右脉濡滞，或弦滞，舌苔白腻如粉，口黏不渴。宜芳香化浊，藿香正气散去术、草，加红灵丹一二分，最效。若舌苔黄腻，心烦口渴者，湿秽化火，偏于热重也，周氏化浊汤，去川朴，加鲜竹叶、青连翘、青蒿露清化之。若苔兼厚腻，腹满便秘者，浊滞黏涎，胶结于内也，前方去玉枢丹，加控涎丹通逐之。轻则枳实导滞丸缓下之。下后，则以吴氏四苓汤加茵陈、贯众，芳淡苦泄，肃清余热，以善其后。

②湿温化霍乱

湿温化霍乱，往往猝然而起，有湿霍乱、热霍乱、寒霍乱、干霍乱之分别。

偏于湿重者，为湿霍乱，症必上吐下泻，胸痞腹痛，口腻不渴，小便短少，脉多弦滞，或沉而缓，舌苔白滑。治宜辛淡泄湿，芳香化浊，藿朴胃苓汤加紫金丹，最妙，王氏蚕矢汤、燃照汤等，亦效。

偏于热重者，为热霍乱，上吐黄水，或呕酸水，暴注下逼，泻出稠黏，心烦口渴，胸闷腹疼，溺赤短热，脉多弦急，舌苔黄腻，或黄多白少。治宜苦辛通降，清凉芳烈，藿香左金汤、连朴饮二方，奏功皆捷。唯霍乱一证，不拘湿重热重，夹食者多，方中均可加山楂炭、六和曲、佛手片、焦鸡金之类。

若湿重而外中阴寒，内伤生冷者，则为寒霍乱。其症吐泻清水，多生腥气，胸膈坚满，脘腹痛甚，手冷至臂，足冷至股，溺短或秘，甚则几次吐泻，即眼眶内陷，两足筋吊，冷汗自出，脉多沉微欲绝，或沉细似伏，舌苔㿠白无神，证势最急最凶。法宜内外并治，标本兼顾，外治如回阳急救散调葱汁，按入脐中，再贴暖脐膏一张，艾灸二三十壮，白芥子末二三钱，烧酒调糊，罨于胸膈之间，樟脑精酒调烧槽，以洋绒布蘸药，搽擦手足。内治，初起用椒附白通汤合半硫丸，冲霍乱定中酒，通脉回阳，立止吐泻，最为力大而效速。次用附姜归桂汤，于回阳之中，兼顾营气，或用参芪建中合二陈汤，调脾胃，和营卫，庶免热药偏胜之弊，过刚则折之虞。又次用附姜归桂参甘汤，气血双补，刚柔并济，若阳已回，身温色活，手足不冷，吐泻渐除，则用辛温平补汤，平调脏腑营卫，俾不致有药偏之害。若诸症尽除，而气液两亏，心神不安者，则用麦门冬汤合半夏秫米汤，或参麦茯神汤，养液安神，以调理之。

若湿遏热伏，又夹酸冷油甜，猝成干霍乱者，其人欲吐不得吐，欲泻不得泻。眩冒烦躁，肠中绞痛，甚则肢厥转筋，脉多弦坚细数，或沉弦似伏，舌苔灰白，或黄腻带灰，俗称绞肠痧者，即此证也。治法以涌吐为首要，速进飞马金丹三五粒，俟吐后，或泻后，则用周氏化浊汤，冲生萝卜汁，以消化之。继用香砂二陈汤．以平调之。

③湿温化疟疾

偏于湿重者，为湿疟。证必寒重热轻，脉必弦滞，余如湿温本证之湿重者，大同小异。治以清脾饮，加减达原饮，温脾化湿，以和解之。

偏于热重者，为温疟。证必热重寒轻，脉多弦数，或右脉洪盛，余如湿温本证之热重者同，治以桂枝白虎汤，或柴胡白虎汤，清胃泄热，以凉解之。

唯疟久不止，必入肝络，朝凉暮热，热自阴来，口燥不渴，两胁酸痛，神多虚烦，甚或惊惕，或极疲倦，或多盗汗，脉多右浮大无力，左弦数无力，甚则细劲，舌色焦紫起刺，或舌紫而无苔有点，或舌紫而罩白苔。此肝络血热，因而肝气失调也。治法唯青蒿鳖甲煎合新绛旋覆花汤、秦艽鳖甲汤，加桑叶、丹皮、银胡，最效。加味逍遥散合半贝丸，亦验。若已化三阴疟，俗称四日两头，则属寒湿伤脾，脾阳内郁，久则多成疟母，乃脾胀也。治法以疟疾五神丹为最验，外贴阿魏消痞膏，以缓消之。次以丁蔻理中丸一钱五分，和鳖甲煎丸一钱五分，每服三钱，用向日葵叶七片，生姜一钱，大红枣四枚，煎汤送下。约三星期即效，屡验不爽。

④湿温化泄泻

湿胜者为湿泻，《素问·阴阳应象大论》所谓"湿胜则濡泻"也。其症腹中微痛，大便稀溏，小便淡黄，口腻不渴，胸痞肢懈，身重神疲，脉右缓滞，舌苔滑白而腻。治法以藿朴胃苓汤为主。兼风者名飧泄，左关脉弦，必兼肠鸣腹痛，原方加炒白芍、川芎。兼寒者名洞泄，脉右软迟，泻如鸭粪，腹中绵痛，溺色青白，原方加炮姜、吴茱萸。热胜者为热泻，《素问·至真要大论》所谓"暴注下迫，皆属于热"是也。泻出如射，粪多稠黏，气极臭秽，肛门热痛难忍，肠鸣腹痛，痛一阵，泻一阵，涩滞不畅，里急后重，俨如痢疾，小便赤涩。口渴喜凉，脉数苔黄，治法以藿香左金汤为主。

夹食者，脉右关沉滑，症必咽酸嗳臭，恶闻食气，腹痛甚而不泻，得泻则腹痛随松。原方加净楂肉、六和曲、焦鸡金，甚则热结旁流，治以小承气汤加黄连，下其积热，则泻自止。

夹痰者，右脉弦滑，必兼头晕恶心，气虽上逆，而咯痰不出，或时泻，或时不泻，泻出白如胶潺。原方加星香导痰丸，或节斋化痰丸，祛其痰热，则泻亦止。

⑤湿温化黄疸

脾湿胜者为阴黄，色如熏黄而晦，胸腹痞满，口腻不渴，小便不利，身冷而痛，脉右缓滞，舌苔滑白，或兼灰黑。治以温脾化湿，茵陈五苓散加除疸丸主之，茵陈胃苓汤亦主之。若渐次化热，脉转弦滑，舌苔黄腻，口干而不多饮者，藿香左金汤加绛矾丸主之。

胃热胜者为阳黄，色如橘黄而明，身目如金，遍身无汗，但头汗出，渴欲饮水，二便俱秘，脉右浮滑而数，舌苔黄腻而糙。治以清胃解毒，茵陈蒿汤缓下之。下后，以栀子柏皮汤、三丰伐木丸清化之。

唯湿热入肝，肝火逼胆，胆汁入血，血蓄发黄，名曰胆黄。面目指甲一身尽黄，兼露青筋，小便自利而清，粪色反白，脉左弦涩，右弦滑，舌色紫黯，苔现黄腻，治以通络逐瘀，代抵当汤重加竹茹、茵陈主之。轻则叶氏绛覆汤合当归龙荟丸缓通之。或加除疸丸，奏功亦速。

⑥湿温化痢疾

痢之为病，见于夏秋居多，他时则间有之。本三焦肠胃之疾，其初虽或兼风寒，或兼暑燥而发，而总由于湿热积滞，郁伏肠中，蕴酿而成。凡人患痢疾时，其肠中之黏膜，必有红肿之处，其处生出之脓液，即白痢也。若血管烂破，有血液流出，即赤痢也。脓血兼下，即赤白痢也。若青黄赤白黑杂下，即五色痢也。诊断治疗之法，必先别其有表邪，无表邪，为湿重，为热重，夹虚夹实，伤气伤血之故，而治要得矣。乃或谓先泻后痢，自脾传肾为逆候。而杂药乱投者，讵知痢疾鲜有不先泻而后痢者？治如其法，生者甚多，何逆之谓。或谓通则不痛，专以攻下为事者。或兼未详询胸腹有无胀痛拒按，但见下痢频数，而唯事止涩者。或一见痢疾，专从里治，置表分寒热无汗不理，致内陷而增重者。或执赤为热，白为寒，不审其证之真寒真热，而妄施温凉者。或在痢言痢，不究其人血气偏虚之故，唯以槟、朴、丑、军攻逐为事者。皆一偏之成见，未可与言治法也。兹将赤痢、白痢、赤白痢、五色痢等，四种证治，分列如下。

赤痢初起，每兼暑燥之气而陡发。其症身热口渴，脐腹大痛，如刺如割，里急后重，下痢频并，或肠垢带血，或纯下鲜血，日夜数十度，或百余次，面赤唇红，或兼吐酸，或兼呕苦，胸腹如焚，按之灼手，甚或冲任脉动，胯缝结核肿大，小溲赤涩，或点滴而痛，六脉洪数，或左兼弦劲，舌苔黄燥如刺，或红刺如杨梅状，此由血分温毒，与积滞相并，内攻肠胃，劫夺血液下趋，即《内经》所谓肠澼下血，身热者死是也，证势最急最险。若以痢势太频，妄用提涩，或但用凉敛，必至肠胃腐烂而死，即以楂、曲、槟、朴、香、连、芩、芍、银花炭等，普通治痢之法，以治此种毒痢，亦必胃肠液涸而死。急救之法，初用加味三黄汤，或拔萃犀角地黄汤，日夜连进二三剂，纯服头煎，以先下其毒，次用鲜生地二三两，鲜茅根一二两，金汁一二两，以代大黄，重用甘苦咸寒之品，以滋液救焚，养阴解毒。连进一二剂后，如尚有积热未净者，则用五汁饮清润滑降，以调理之。终用三参冬燕汤，滋养气液，以复其元，以上为重性赤痢而设。若轻性赤痢，症虽腹痛，里急后重，下痢频并，而但下肠垢如红酱者。治以加味白头翁汤，重用西瓜翠衣、白茅根、鲜贯众等，已足奏功。或先服更衣丸一二次，排除其肠内之温毒热积，继服加味白头翁汤，奏效尤捷，终用黄连阿胶汤，加鲜铁皮石斛、鲜稻穗、鲜茉莉花等，以善其后。

若赤白痢初起，见头痛怕冷. 身热无汗者，均属有表，当从汗解。如口舌不燥渴，胸腹不闷痛，舌或无苔，或淡白且滑，为湿温兼风而发。宜喻氏仓廪汤，日夜连进二三服，水煎热服取汗，汗透而痢便减。若见心烦躁渴，面色腻滞，唇舌红赤，小便赤热，苔上黄燥或滑者，为湿温兼暑所化，宜藿朴夏苓汤，加青蒿、薄荷、连翘、滑石、六神曲等，连进三四服，得汗透而痢亦自止。此表分阴阳之两大法也。此而一误，为呕为呃，不寐不食，神昏耳聋而危矣。俗称伤寒带痢疾，皆属此类。

五色痢者，即青黄赤白黑杂下也。青者胆汁，黄者粪，赤者血，白者脓，黑者宿垢，最重难治。仲景所谓五液注下，脐筑痛，命将难全是也。证虽有虚有实，毕竟虚多而实少。实证属毒火，昼夜一二百次，不能起床，但饮水而不进食，其痛甚厉，肛门如火烙，扬手掷足，躁扰无奈，脉弦劲紧急，不为指挠，舌色纯红，甚或焦黑，其势如焚，救焚须在顷刻。若二三日外，肠胃朽腐矣，急宜重用三黄甘草汤，或拔萃犀角地黄汤，昼夜连进，循环急灌，服至脉势和柔，知病可愈。但用急法，不用急药，改以犀角五汁饮，急救津液，终用三参冬燕汤，滋养阴气以善后。虚证属阴亏，张石顽所谓痢下五色，脓血稠黏，滑泄无度，多属阴虚是也。不拘次数多寡，便见腰膝酸软，耳鸣心悸，咽干目眩。不寐多烦，或次数虽多，而胸腹不甚痛，或每痢后而烦困更增，掣痛反甚，饮食不思，速用猪肤汤合黄连阿胶汤，加茹楠香汁，甘咸救阴，苦味坚肠。若虚坐努责，按腹不痛，一日数十度，小腹腰脊抽掣酸软。不耐坐立。寝食俱废者，阴虚欲垂脱之候也。急宜增损复脉汤，提补酸涩以止之。迟则无济，幸而挽救得转，可用参燕麦冬汤．滋养气液，以善其后。若痢止后，犹有积滞未净，郁在下焦，小腹结痛，心烦口燥，夜甚不寐，宜用加味雪羹煎，标本兼顾，肃清余积。

总而言之，孕妇及体虚人，不论赤痢、白痢、赤白痢等，最为难治。唯归连石斛汤，加佛手花、代代花、鲜茉莉花等，最稳而灵，取其既能润肠祛积，开胃运气，又不伤胎碍虚也。

⑦湿温化水痘

水痘者，小如蚕豆，大如豌豆，表皮隆起而为水泡，中多凹陷，始初为透明浆液状，继则变为不透明乳液状，且带脓性，故曰水痘。皆由湿温兼风，郁于肌表而发，约有黄赤二种。色黄而含有气水者，曰黄痘，色赤而含有血液者，曰赤痘。亦有夹疹而出者，有夹正痘而出者，若先水痘收功后，而后发疹或正痘，其疹及痘必轻，此证多发于小儿，大人亦偶有之。将发时，身俱发热，皮肤如灼，或苦痒，最初发现于颜面，渐次及于躯干四肢，三五日后，水痘干燥，成为灰色，或类褐色之痂皮，至七日，则不留瘢痕而剥落。然亦有留皮肤瘢痕者，因患者搔破水泡之际，真皮受损伤所致。其见点，起发，灌浆，结痂，速则止于五六日之间，缓则约历二周至三周。辨法，虽同一水痘，同为皮薄色娇，而黄色水痘，一出如豆壳水疱，赤色水痘，一出有红点水疱，皆从水泡脓泡而结痂，然总不似正痘之根窠圆净紧束。治法，黄色水痘，当用五叶芦根汤透解之，继与加味五皮

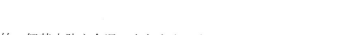

饮，解其皮肤之余湿，赤色水痘，当用加味翘荷汤清解之，继用防风解毒汤，清其皮肤之余热，终则统用三豆甘草汤以善后。

⑧湿温化肿胀

湿温所以化肿胀者，或因本病延久而发，或因宿病夹证而发。有但肿而不胀者，有但胀而不肿者，有肿而兼胀者，有肿胀而兼气喘者。何廉臣认为："肿在外，属水，胀在内，属气。肿分阳水阴水，胀分气实气虚。因湿热浊滞致水肿者，为阳水；因肺脾肾虚致水溢者，为阴水。浊气在上为实胀，中气不运为虚胀。辨其位，肿在头面四肢，胀在胸腹脏腑。"

何廉臣指出："阳水肿者，热蒸湿浮，袭入皮肤也。肿由面目先起，自上而下，皮肤如灌气状，以指按之。随手而起，大便不爽，小便黄热，时或赤涩，甚则气粗而喘，皆由气郁不舒所致。"提出用发散法进行治疗，其治在肺，即《内经》所谓"开鬼门"是也。轻证用香苏五皮饮，重证用麻杏三皮饮，使湿热从微汗而泄，汗透则肿自消，善后用以茵陈胃苓汤，健运脾胃。

何廉臣指出："阴水肿者湿重热轻，郁结脉络也。肿自两足先起，由下而上，皮肤如裹水状，以指按之，窅而不起，大便溏滑，溺短浑浊，时或点滴，甚则气短而喘，皆由水停不行所致。"提出用渗利法进行治疗，其治在肾，即《内经》所谓"洁净府"是也。轻证用椒目五苓散，重证用麻附五皮饮，使水湿从小便而出，小便通畅则肿自消，善后用香砂春泽汤，温补脾肾。"若面目一身俱黄，黄而且肿者，名曰黄肿，必先观其色之明暗，如黄色鲜明，溺色老黄且涩者，此热重于湿也。"他提出治以茵陈蒿汤，送下神芎导水丸，速泻其黄以退肿，继以吴氏二金汤进行调理。"如色黄昏暗，溺色淡黄不利者，此湿重于热也。"提出治以茵陈胃苓汤，送下三丰伐木丸，急去其黄以消肿，继以茵陈五苓散调理。若遇到肿且胀者，首推胃苓五皮汤。肿而且喘者，五子五皮饮，亦多奏效。

何廉臣指出:"气实胀者,或因食积,或因痞块,先有物在胃肠中,而后胀形于外也。"他认为遇到"按之则坚,腹胀不减"的情况,应先消导以化之。早服程氏和中丸,晚服叶氏宽膨散。如果不效,应是久病入络,络郁则胀所致。此时,当先辨其湿滞在络者,方用开郁通络饮,调下宽膨散主之。若瘀积在络者,香壳散煎汤,调下代抵当丸主之。间服巢氏阴阳攻积丸,不拘湿积瘀积虫积,皆能奏效。此即《内经》"去菀陈莝"之法也。他认为胀病不可大剂峻攻,峻攻虽取效一时,病者虽暂快数日,往往一二旬间,胀反愈坚,这是中气大伤所致,预后多不佳。

何廉臣指出:"气虚胀者,多因病后不讲卫生,不知禁忌,一复再复,脾胃久伤而化胀,此虚气在于统腹膜之中,徐洄溪所谓胀俱在肠外三焦膈膜之间是也。"该胀的特点是其外虽胀,按之则濡,其中无物,扣之有声,按之不痛,时胀时减,切不可攻,攻之即死。治疗宜用温补兼辛通法。他提出应早服程氏白术丸,补其虚以化滞;夜服局方禹余粮丸,暖水脏以通阳,并耐心静养,方可缓缓取效。继以半硫理中丸,温补脾阳以宽之,济生肾气丸,温通肾阳以消之。此即《内经》"宣布五阳"之法。外治唯针法,最能取效。他还指出本病虚实错杂,易有反复,医家病人都应慎重,"若病家急于求效,医家急于建功,每见速死则有之"。

4.卫生及预防

何廉臣针对湿温时疫的卫生和预防之法,提出了自己的见解,他认为已病重在卫生,未病重在预防。针对已病之卫生,提出"衣被宜洁净,饮食宜节制,卧室宜宽绰,窗户宜开爽,待人宜勿杂,灯火宜少燃,择医宜精,任医宜专,购药宜谨,察药宜慎"等注意事项。针对未病之预防,他提出"勤打扫卫生;迅速处理垃圾;注意房间通风;注意防蚊虫;病死者应迅速掩埋;禁食生冷;禁止随地吐痰;勤洗衣物;去野外呼吸新鲜空气;

时疫盛行时，室中宜焚点避瘟集祥香；炒香枇杷叶泡汤代茶饮，肃清肺气，可杜痧秽时邪；井水中，入白矾雄精解水毒”等注意事项。

（三）论治痧证

何廉臣在《增订通俗伤寒论》中指出：“痧之为病，赅夏秋杂感而统称之也。”他将无传染性者，名之曰恒痧；有传染性者，名之曰疫痧。恒痧，又分为湿秽、暑秽两种，再辨其所夹何邪，或夹气郁，或夹血瘀，或夹食积，或夹痰水，审其因而治之。疫痧，乃一种中毒性之急证，其证有阴阳之别，而其受恶菌之毒则一。何廉臣指出：“前哲名病曰中恶，见证曰青筋，早已表明疫沙之病因病状。而王清任谓：疫邪吸自口鼻，由气管达于血管，将气血凝结。初得病时，宜即用针刺尺泽穴出紫黑血，使毒气外泄，一面以解毒活血之药治之，则更发明疫沙治法之正的矣。”何廉臣经验，外治除提刮针刺诸法外，先用飞龙夺命丹少许，吹鼻取嚏，即嚏者轻，无嚏者重。即以阿嚒呢哑水（按：即氨溶液）搐鼻，兴奋神经，次用绛雪点两眼角，刺激神经。上述方法能开泄其血络机窍之气，为外治要法。又次用鸡子白兑生麻油入雄黄末调匀，以头发团蘸药遍擦周身，既可解毒，又除表热，乃引毒外出之良法。若中寒阴沙，莫妙于回阳膏安入脐中，外以膏药封之，一时病即轻减。唯口渴苔黄，二便俱热者，虽见肢冷脉伏，不可妄贴此膏，反助内热，加重病情。

内治方药，虽以芳香辛散之剂，开闭逐秽，活血通气为正法，然亦有别。如猝中阴性恶毒者，莫妙于苏合香丸及太乙紫金丹。猝中阳性恶毒者，莫灵于诸葛行军散（西黄、冰麝、珠粉、硼砂各一钱，明雄黄八钱，火硝三分，金箔二十页各研极细，再合研匀，每三五分，凉开水调下）及局方紫雪。阴阳错杂者，莫捷于来复丹。

处方则用梦隐解毒活血汤重加桃仁四钱至五钱，以桃仁善杀小虫。小虫即洄溪所谓“败血所生之细虫”。至于附、姜、椒、桂等药，极宜审慎，应用则用，切勿妄用。观仲景用四逆汤，于既吐且利之下，紧接曰"小便不利"，重申曰"下利清谷"，何等叮咛郑重。故洄溪谓："一证不具，即当细审。况疫沙总属阳毒性多，阴毒性少。若忘其病之为毒，一见肢冷脉伏，骤进以附姜丁桂之剂，恐多草率误人。盖因此等急证，往往脉候难凭，必须细查病源，详审舌苔，按其胸腹，询其二便。汇参默察，则阴阳虚实之真假，庶可得其真谛也。"

（四）论治黄耳赤膈伤寒

1.黄耳伤寒

黄耳伤寒，非正伤寒也，以其两耳发黄，故名曰黄耳伤寒。张璐《伤寒绪论》有过黄耳伤寒的记载。其云："黄耳者，耳中策策痛，两耳轮黄，风入于肾也。卒然变恶寒发热，脊强直如痉状，此属太阳类伤寒也。"据《增订通俗伤寒论》所列症状，相当于西医的"耳疖"和"中耳炎"。黄耳伤寒的症状，早在《诸病源候论·耳疼痛候》就有记载，"凡患耳中策策痛者，皆是风入于肾之经也"。而何廉臣认为，此病是由于"风热夹湿温时毒"所致。

清光绪己丑年（1889）四五月间，何廉臣治疗7人患黄耳伤寒，证见"两耳红肿黄亮，扪之热而痛，两腮亦红肿痛甚，耳中望之红肿，时有黄涎流出，筑筑然疼，声如蝉噪，两目白及眼睑亦皆发黄，身热体痛，恶寒无汗，背脊拘挛串痛，强直难伸，不能转侧，溺短赤涩，脉右濡滞，左浮弦略紧，舌苔白腻带黄，边尖俱红"。何廉臣治以麻黄连翘赤小豆汤加味，送下聪耳芦荟丸，辛凉开达、疏风散寒以发表，苦寒清利、解毒泻火以治里。外用清涤耳毒水以灌耳，清耳五仙散以吹耳，更以盐鸭蛋灰拌捣天荷叶，涂布耳轮两腮以消肿退炎。表里双解，内外并治，快的5日，慢的10日，7人皆愈。

2. 赤膈伤寒

赤膈伤寒，为内痈伤寒，何廉臣认为即为"肺痈"，曾仿徐灵胎治肺痈法，治愈四人。其用甘凉之药以清其火，滋润之药以养其血，滑降之药以祛其痰，芳香之药以通其气，更以珠黄之药解其毒，金石之药填其空。

何廉臣治疗绍兴某部中一兵士，"夏初患肺病，屡服西药，痰嗽病终莫能愈，夏末初秋，患暑湿兼寒夹食"，症见"面赤如朱、胸膈赤肿、昏厥不语"等里热炽盛表现，诊断为暑湿病中之坏热证，以俞氏解毒承气汤加减紫雪、三物白散、犀角汁、鲜车前草汁、金汁、安宫牛黄丸等，治疗七日。待外感之暑湿食滞已去大半，乃专疗其肺痈，遵徐洄溪甘凉清火，芳香通气之法，予俞根初加味苇茎汤，磨冲太乙紫金丹加减。连诊五日，忽见"寒战壮热，手足躁扰，头面胸背遍发黑斑疱疮，而胸膈赤肿始退，臭痰全无"。改用顾晓澜八汁饮加减，甘润养胃，以补其血，连服四剂。续用《古今录验》桔梗汤，双补肺脾以清余毒。另服王氏圣灵丹加减，每用五分，以鲜茅根、鲜菩提根各一两，煎汤送下，日夜各一服。服完，胸痛止，痰血除，终以《金匮要略》麦门冬汤加石斛、玉竹气液双补以善后。

（五）论治小儿温热

何廉臣对小儿温热诸证的治疗见解独到，他认为小儿所患温热病证，多与大人相同，主要强调治疗小儿痉厥，时痦（时痧），天花。

1. 小儿痉厥

何廉臣认为，小儿所患温热病证多见痉厥，与惊风表现类似，易被误治，多致死。其痉厥有风温致痉、暑热致痉、燥火致痉之不同。

风温致痉者。先以辛凉开肺，继以甘寒化热，佐以润剂降痰，轻者用辛凉轻剂，桑菊饮加钩藤、桑枝、竹沥、竺黄、鲜石菖蒲之类；重者用甘寒复咸寒法，如白虎汤加天麻、羚角、瓜蒌、川贝之类；昏厥不语者，速加瓜霜紫雪丹开之；阴液亏极者，必有色瘁窍干，无涕无泪等症，再加梨汁、蔗汁、鲜生地、鲜石斛，甘凉以润之。

暑热致痉者。轻则吴氏清络饮加菊花、钩藤；重则犀羚镇痉汤加瓜霜紫雪丹。神清以后，用竹叶地黄汤，清凉血分，以善其后。

燥火致痉者。速用犀羚白虎汤，加瓜霜紫雪丹挽救之，或竹叶石膏汤去半夏，重加川贝、竹沥、竺黄、安宫牛黄丸等，亦多获效。病减后余热，或用叶氏养胃汤清养胃阴，或用竹叶地黄汤清凉血分。此皆似惊非惊，为小儿温热症中之最重者也。

2. 时痧

时痧，又名时疹。发于冬春者多，夏秋亦间有之。其病多发于小儿，且易传染。

（1）症状

身热烦闷，咳呛鼻塞，面目有水红光，咽痛气急，指尖时冷。因于风热者轻，因于温毒者重。热一二日见点者轻，三五日见点者重。见点要周身匀朗，色鲜润，形高突，颗粒分明者为吉。

（2）分型施治

如初起见点后，一日三潮，潮则热势盛而烦躁加，逾时方退，三日共作九潮，疹已齐透，然后徐徐回退。此为时痧之顺证，亦为风热之轻证。宜疏风解热为先，不可骤用寒凉，辛散为要，加味翘荷汤主之。

若初起壮热无汗，烦躁神蒙，见点细碎平塌，其色晦滞淡白，模糊一片，既出不潮，倏然隐没，亦有闭闷而不能发出，喘急昏闷者。此为时痧之逆证，亦为风热之险证。急急开达为要，新加麻杏石甘汤主之。

若温毒时痧，则较风热为尤重。其痧有二三日而方透者，有四五日而终未透者。或身肢虽达而头面不透，咳声不扬，喘逆气粗，闷伏危殆者。又有一现即回，旋增喘促，狂躁闷乱，谓之隐早者。更有痧虽外达，而焮红紫滞，或目封，或眦赤，谵语神昏，便闭腹痛，或便泄无度。种种热盛毒深之象，多由近来种牛痘盛行，胎毒未得尽泄，借此温毒以泄其蕴毒。故以寻常痦门旧法治之必无济。宜先以瓜霜紫雪丹芳透于前，继以犀、羚、芩、连、丹皮、鲜地、石膏、人中黄，大剂清凉解毒，始得转重为轻，易危为安。痦透后，痰多、气急、咳嗽，甚则声哑、喉痛者，此痦毒不能尽发，郁于气分也。宜千金苇茎汤合陈氏清肺汤，宣通肺气。如伏邪未清，内伤阴分，而发热不止者，宜甘凉养阴，如沙参、地骨皮、麦冬、玉竹、云苓、石斛、生地、白芍、丹皮、甘草之类，以救肺胃之阴液。

（3）何廉臣诊疗经验

何廉臣每治时痦，开始用防风解毒汤发之，继以缪氏竹叶石膏汤清之。未透，则芦根、葛根、茅根为必用之药；既透，则清燥救肺汤加减。凡时痦证，上、中、下三焦均受邪侵，其出没有潮数，见点三日方齐，每日三潮，三日九潮，潮后渐渐退没，则痦毒尽透。若未潮足而早回，及痦一出而隐没太早，则邪伏于内，咳喘龈烂，喉哑咽痛，毒火上扰也；腹胀赤利，邪火下注也；身热神昏欲寐，痦毒闭伏于中也。宜急急提透痦疹，清热解毒为治，如犀角、连翘、牛蒡、射干、元参、杏仁、楂肉、人中黄、银花、紫草、通草、瓜霜、紫雪丹之类，必使痦毒外散，方有生机。

3. 天花

天花，除寒湿阴毒外，每多因温毒而发。其证有顺、逆、险三者之分；且其逆证、险证，尤多于顺证。

其顺证之天花痘，仍照常发热三日，放标三日，起长二日，灌浆三日，收靥三日，始于见形，终于结痂，凡十四五日之间而已。如一二日初出如粟，血点淡红润色，于口鼻年寿之间先发两三点；二三日，根窠圆混，气满血附，长发饱满；四五日，大圆光泽，大小不一；五六日，气会血附，红活鲜明；六七日，气化浆行，光洁饱满；七八日，气旺血附，神全色润；八九日，浆足根化，而无他证；十一二日，血尽毒解，气调浆足而敛；

十三四日，气血归本，浆老结痂；十四五日，气血收功，痂落瘢明：是以不必穷治，穷治反凶。

至于逆险之证，必系温毒热盛，壮火食气，气失其运，火邪妄行空窍；郁遏处则冷，冲突处则热，飞殃脏腑，种种恶候。如火邪烁肺，则鼻衄血，咽痛声哑；淫于大肠，则暴泻如注；逆传如心，则烦躁癫狂，弄舌黑刺；移于小肠，则溺膏溲血；肆虐于脾，则唇裂肌燥，目胞红肿；淫于胃，则消渴饮冷，口秽喷人，顺乘于肝，则液沸泪热；乘于胆，则泪血；返于肾，则必洒墨涂朱，迸裂泡涌，空窍失血，神昏躁乱。煎熬及此，则亦无脏不销，不腑不燥，似此枭毒烈焰之证，必现恶形、恶色，一见点而烁津耗液，损气涸血，诸般肆虐。此种温毒天花，攻解万不可缓，且解缓而攻速，更万不可以凉解姑试之，以贻溃脏腑。治法唯费氏必胜汤最力大而效速；其次余氏清温败毒饮、梁氏十全苦寒救补汤，均可酌用。毒势稍轻者，清凉攻毒散，紫草承气汤亦效。其间唯陷证、闷证，尤逆而险。若初起痘稠密，晕红紫，而顶陷下，紫陷也，甚则晕脚干枯，中有黑脐，而成黑陷。此毒热炽盛，蔽其气、凝其血，而陷也，清毒活血汤重加犀角，倍芩、连、芪、紫。然当其紫陷时，不过一二剂，痘立起；及至黑陷，则受毒已深，虽用此方，必须加三妙血，庶可十救一二。唯血陷与紫陷相类，但血陷虽红，然必淡而不紫；紫陷属热，气粗身热；血陷属虚，气少身凉。其证不可不辨。紫陷以清毒活血汤为主，毒在气者，宜加洋参、石膏以清之；毒在血者，宜加犀角、大黄、地龙、猪尾血以破之；毒之枯燥劫胃者，宜金汁、人中黄、鸡矢白，借浊阴之性，以制阳毒而攻破之。血陷以参桂鹿茸汤为主，倦食、手足厥冷，加木香、丁香、肉桂；寒战咬牙，加肉桂，附子；泄泻、脓浆难成，去归，加炒白术、丁香、肉桂、酒炒白芍、煨诃子、肉果。其治亦迥乎不同。

（六）论治痰饮

1. 治痰

何廉臣在《增订通俗伤寒论》中指出："伤寒为外感六气之通称，凡夹痰症，必先分辨六淫以施治。"他分别论述风、寒、暑、湿、燥、火等六淫之邪夹痰证治，并提出痰晕、痰厥、痰注、痰胀、痰结、痰喘、痰哮、痰躁、痰痹，痰膈等 10 种痰证，丰富了痰证的临床诊治。

何廉臣治疗外感六气夹痰的经验如下：

①风痰：冒风邪而生痰，痰因肺津郁结而化，当用辛凉轻剂，吴氏桑菊饮加减，重则张氏银翘麻黄汤。

②寒痰：感寒邪而生痰，形寒伤肺，肺气抑郁，当用辛温宣剂，轻则三子导痰汤加荆、防，重则麻黄二陈汤。若郁而化火，热盛痰壅，用加味麻杏石甘汤。

③暑痰：暑邪由口鼻吸受，伤肺犯胃，津液郁结而化痰，痰因火动，当用辛凉重剂，竹叶石膏汤加枳实、竹沥。

④湿痰：湿郁其中，脾胃气滞，壅结为痰，治必运脾清胃，藿朴二陈汤加减；若湿郁成热，热重湿轻者，当用俞氏增减黄连泻心汤。

⑤燥痰：感秋燥而伤肺，烁津液而化黏痰，当用辛凉润剂，陆氏桑杏蒌贝汤加减。

⑥火痰：何廉臣曰："六淫中火最生痰，石顽老人名曰痰火。"他创立玉竹饮子进行治疗。他又根据体质肥瘦之异分别论治，若肥人气虚多痰，用六君子汤加竹沥、姜汁；瘦人阴虚多火，用六味地黄汤去泽泻，合生脉散。此外，何廉臣根据痰火冲扰脏腑的不同，分别论治。痰火冲心，法当豁痰清心，轻则吴氏清宫汤加减，重则俞氏犀羚三汁饮，急则先用吐痰法，次用金箔镇心丹或正诚露珠丹；痰火烁肝，法当清火镇肝，羚角钩藤汤加减，重则法当先通脑气，藜香散搐鼻取嚏，次用导痰开关散涌吐痰涎；痰涎虽

吐而神识时清时昏，当用四汁饮调下《局方》妙香丸，肃清痰火以醒神，待神识清醒再用柔肝息风煎善后，终用坎气潜龙汤滋阴潜阳以除根；痰火蕴结肠胃，轻则节斋化痰丸或豁痰丸，轻清润降以搜涤之，重则礞石滚痰丸或竹沥达痰丸苦辛以荡涤之。

百病皆为痰作祟，痰证变化多端，何廉臣列举了痰证的 10 种类型，详悉病因、病机、脉证及治法。

①痰晕：症见抬头屋转，眼常黑花，见物飞动，猝然晕倒者。此为风痰上冲头脑，治疗先辨其因，分内外风，因于外风者，麻菊二陈汤为主。因于内风者，香茸六味丸加减。

②痰厥：症见痰涎壅盛，语言謇涩。此风痰夹火阻塞喉中也。治疗先吐其痰，导痰开关散为主；继则豁痰降气，三子导痰汤加减。因冒暑夹痰而眩晕，甚则昏厥者，法当先开清窍，鲜石菖蒲汤烊化紫金片灌服，继则辛凉芳透，清络饮加竹沥、莱菔汁。因"痰而晕厥者，多兼气厥"，轻则用苏合香丸，重则用《局方》妙香丸。

③痰注：症见手足牵引，四肢麻木，骨节串疼，乃湿痰夹瘀流注经络。法当搜涤络痰，轻则《三因》控涎丹，重则蠲痛活络丹，久用《圣济》大活络丹，并用芥子竹沥汤送服。

④痰胀：症见中满腹胀，上气喘逆，二便不利。乃湿痰夹气阻滞胸腹，当去郁陈莝，何廉臣之经验方理中消胀丸为主。腹胀喘肿，法当降气达膜，五子五皮饮加减。终则培元利水，七味枳术汤调服天一丸。

⑤痰结：咽中有炙脔，咳之不出，咽之不下。乃燥痰粘结喉头，名曰痰结（即梅核气），法当散结活痰，加味甘桔汤为主，口含清化丸。

⑥痰喘：症见咳逆气粗，咯痰稠黏，甚则目突如脱，喉间辘辘有声者。乃寒痰遏热壅塞气管，法当豁痰下气，白果定喘汤为主，重则小青龙加石膏汤，久则口噙王氏痰喘丸。

⑦痰哮：症见咳而上气，喉中作水鸡声。乃寒痰包热阻塞喉管，法当开肺豁痰，治以射干麻黄汤，口噙清金丸。

⑧痰躁：症见咳嗽不爽，胸中气闷，夜不得眠，烦躁不宁。乃火痰郁遏胸膈，法当豁痰降火，陷胸泻心汤加减，甚则吞服王氏四黄涤痰丸。

⑨痰痹：症见小瘰大疬，生于颈见，累累如串，乃气结痰凝所致。何廉臣辨有肝火痰凝、阳虚痰凝、风痰及风湿酿痰三种。治疗肝火痰凝，内服逍遥二陈汤加减送下程氏消瘰丸，外贴抑阳乌龙膏。阳虚痰凝者，内服王氏阳和汤，外贴抑阴消核膏，用时调入抑阴散。已溃及溃久不敛者，内服归芍六君子汤，送服犀黄丸，继服大枣丸收功，外贴阳和解凝膏。风痰及风湿酿痰者，内服麻菊二陈汤去甘草，送服控涎丹三分，外贴王氏化核膏。

⑩痰膈：症见饮食入胃，便吐痰涎，膈塞不通，便结而粪如羊矢。乃气郁夹痰阻塞胃脘，法当辛润涤痰，五汁饮加狗宝为主，或用程氏启膈饮加味，剧则云岐人参散。

何廉臣从外因和内因两个方面分别论治痰证，理法方药俱全，为临床提供了丰富的经验，可谓治痰之大全。

2. 治饮

何廉臣论治饮证，提出"痰饮为阴盛之病"。痰与饮的区别在于，"饮入于胃，经火蒸变而稠浊者为痰，未经蒸变而清稀者为水"。何廉臣辨治饮证，从因、脉、舌、症、治五个方面论述。

①析病因：饮证多由"风寒外侵，肥甘内滞，气机因而不利"，停滞为饮。

②辨脉象：脉必弦，或偏弦，或双弦，或弦缓，或迟弦，或沉弦，或弦紧类数。

③察舌苔：舌苔多白润，间有转黄转黑，亦必仍有滑苔；或满舌黄黑，每夹一两条白色；或边尖俱黄，中间夹一段白色；病久则舌前半光滑而不

生苔，后半白滑而厚。

④辨症状：胸脘虽满痛，按之则软，略加揉按，辘辘有声，甚则肠下抽痛，干呕短气，或腰重足肿，下利溺少。

⑤论治疗：风寒夹饮，固当以辛药散之，温药和之。主要宣气涤饮，振胃阳以逐寒水，宜汗则汗，宜利则利，随证选方用药。如苓桂术甘汤、理中汤、真武汤辈，为水饮正治方。假使久嗽肺虚，仍是水饮在胃，当行"壮气以通阳，不可益阴以助病"。若有热饮，解表宜越婢加半夏汤，逐里宜己椒苈黄丸及控涎丹，三方加减为宜。

此外，何廉臣提出了水饮禁忌方药，"如洋参、石斛之养胃，生、熟二地之滋阴，麦冬、阿胶之保肺，兜铃、蛤壳之清金，贝母、瓜蒌辈之滑痰润燥"等药，忌用于饮证。

（七）论治血证

何廉臣关于血证的论治，有其独到的学术经验。徐荣斋氏在《重订通俗伤寒论》中按曰："关于伤寒兼失血，廉臣先生已作了详细介绍，分衄血、咳血、呕血、齿血、便血、溺血六种，论证清楚，治法都是他一生经验结晶。"何廉臣论治血证，尊崇缪仲淳、王清任、唐容川诸家，并结合自身临床经验进行系统整理。何廉臣论血证，包括瘀血和出血，治瘀血宗王清任，强调按经分部；治出血遵唐容川，首尚四大要旨。

1.治瘀血

王清任治病强调活血祛瘀，治疗血瘀证有独到的经验，为后世医家所推崇。他主张瘀血之证治按经分部进行治疗，其所制六首逐瘀汤，是为不同病位所设的祛瘀之剂。何廉臣崇尚王清任之说，主张"清瘀当分部位"，强调按经分部进行消瘀，在辨证立法上较王清任更为详备。在血瘀辨证上强调四诊合参，较王清任更具独到之处。例如，在舌诊方面，何廉臣的经验是："舌色紫暗，扪之湿，乃其人胸膈中素有宿瘀。""舌紫而肿大，乃酒毒冲心"之瘀热为患。在问诊方面，如"太阳蓄血，在膀胱，验其小便之利与不利；阳明蓄血，在肠胃，验其大便之黑与不黑""大便红如桃浆者为血热，黑如胶漆者为瘀热"。在按诊方面，"须细询其胸腹、胁肋、四肢，有痛不可按而拒手者，即为瘀血""若宿瘀与邪热并结者，必胸腹胁肋结痛，甚则神思如狂"。在脉诊的辨别上，何廉臣曰："确知其非阳证而见阴脉，则是表证见里脉矣，治法必兼消瘀。"由此可知，何廉臣治血瘀是在四诊合参的基础上辨证立法处方。

在按经分部的辨治中，何廉臣对王清任的诸祛瘀方进行了认真的筛选，取其切实可用者用之。如消一身经络之瘀，选用身痛逐瘀汤；消上焦血府之瘀，取血府逐瘀汤；消中焦膈下之瘀，用膈下逐瘀汤；消下焦少腹之瘀，用少腹逐瘀汤；消一切窍隧之瘀，用通窍活血汤。此外，何廉臣又博采众方，灵活运用，如消上焦肺络之瘀，用曹颖甫清宣瘀热汤。其云："上焦之瘀多属阳热，五汁一枝煎加陈酒、童便最为轻稳，重则用俞氏桃仁承气汤加减；下焦之瘀多属阴凝，少腹逐瘀汤加减，若血室热瘀，则乃是桃仁承气汤证。"何廉臣祛瘀尤重八纲辨证，他指出："先要虚实寒热认得清，始能补泻温凉用得当。"

2. 治出血

唐容川《血证论·吐血》中曰："止血为第一要法，消瘀为第二法，宁络为第三法，补虚为收功之法。"何廉臣推崇备至，谓"此四法者，乃通治血证之大纲也"。其将此四法加以具体化，配以行之有效的经验方，以备后学借鉴选用。

何廉臣云："血尚不止者，则以止血为第一法，庶血复其道，不致奔脱，轻则四生地黄汤最稳而有效，重则犀地清络饮去桃仁、姜、蒲二汁，冲下立止吐血膏。"其中，立止吐血膏一方系何廉臣经验方。其子幼廉注曰："家君创制立止吐血膏一方，既能引血下行，又能止血逐瘀，凡治血来汹涌，屡投辄验，较葛氏十灰散，奏功尤捷。但宜下瘀妄行之初，不宜下瘀脱血之后。"此为精当之言。方中有大黄一味，亦何廉臣用药之匠心所在。其谓："行血之药，首推大黄。"

血止之后，离经之血为瘀血，瘀血内留则变证百出。何廉臣亦谓："若不呕泄而出，多变呃逆，甚发血厥，但用活血消瘀。"因此，认为"必亟为消除，以免后遗，故消瘀为第二法"，而治瘀之法，宗王清任之法，前文已述。血止，瘀消之后，"仍恐血再潮动，则须用药安之，故以宁络为第三法，连茹绛覆汤，加茅根、藕汁。肝旺气冲者，轻则桑丹泻白汤去橘、枣加白芍、白薇、鲜茅根，重则新加玉女煎，尤为镇肝纳冲之要剂，其火如不归根即为龙雷之火，用滋任益阴煎加龙骨、牡蛎以育阴潜阳，此尤治冲逆更进一层之法。"宁络之法，何廉臣强调平肝镇冲，肝为刚脏，冲为血海，要使血海不致潮动，肝气不致横逆，则需宁络平肝。补虚为善后收功之法，何廉臣补虚之法罗列详尽，以五脏为纲，列举方药。如补肺用辛字润肺膏，补心用麦冬养荣汤，补脾用加味归脾汤，补肝用地骨皮饮，补肾用张氏左归饮。

上述止血四法，何廉臣结合临床加以充实并予灵活变通。每一法的运用范围又有所扩充。如宁络一法，对旧有闪挫之胸膈胁肋间之宿瘀，何廉臣认为，"冲动宿瘀，瘀血从上或从下出者，乃宿疾乘势欲除之机，慎勿止涩，犹需行血和络之药"。对劳伤失血，气逆于上，胸胁闷痛，甚则呼吸亦痛，咳嗽带红之症，何廉臣认为，"初用降气和络，继用和血宁络以除根"。因此，对血证四法，何廉臣非硬性套用而是随证变通，其他如消瘀、补虚之运用亦然。治血证，何廉臣取王清任、唐容川、缪希雍三家学说之精华，并结合自己多年经验，融会贯通，并将经验良方，辑入其著作中，以益后学。何廉臣论出血证凡六种，立方数十首，并将古方加减增删，使益切用。其中以论治吐血、呕血最为精辟详尽。他说："呕血吐血，同出口中。呕则血出有声，吐则血出无声；吐则其气尚顺，呕则其气更逆；呕血病在于肝，吐血病在于肺，故呕血重而吐血轻。"

何廉臣选方立法，注意脏腑经络辨证，并结合发病机理，随证施用。如衄血一证，太阳失表，热瘀在经，治用桑杏蒌贝汤，去甘、桔加鲜茅根、鲜竹茹、鲜生地清降之；阳明失下，热瘀于里，治用养荣承气汤，去归、朴加茅根、丹皮、生川牛膝等，釜底抽薪。咳血，血从咳嗽而出，虽病因种种，治均在肺。如风寒犯肺，用吴氏泄卫安营汤加减；肺中伏火，用银翘麻黄汤去麻黄、桔梗加桑叶、丹皮、藕汁、童便；风燥犯肺，用清燥救肺汤、桑杏蒌贝汤二方增减。齿血，血从牙龈流出，治重在胃。胃中实火，治以咸苦泄降，犀连承气汤加藕节、童便；胃中虚火，用新加玉女煎去石英、磁石加骨碎补、黑蒲黄。便血分远血、近血，远血属小肠寒湿用黄土汤；近血属大肠湿热，用赤小豆当归散。

何廉臣更强调脏腑辨证。其曰："便血一证，外感六淫，皆能致病，非黄土汤、当归散二方所能统治。必先以治肠以去其标，后治各脏以清其源。"他在治脏清源方面，还详列数方，以供医者临床运用。关于溺血证，认为"心经遗热于膀胱，膀胱热结则尿血"，具体治法有清心、清肝、清肺、益肾及清利小肠与膀胱诸法，方法详备，足资运用。

对夹血伤寒，治疗解表消瘀并行。初治香苏葱豉汤加减，寒重桂枝桃仁汤加味，见里证用俞根初桃仁承气汤（光桃仁三钱，勿研，五灵脂二钱，包，生蒲黄钱半，鲜生地八钱，生川军二钱，酒洗，元明粉一钱，生甘草六分，犀角汁四匙，冲）。何廉臣谓"其离经而未吐出者，则为瘀血"，治疗瘀血宗王清任，分经络、上中下三焦分治。如消一身经络之瘀，用王清任身痛逐瘀汤；消上焦肺络之瘀，用清宣瘀热汤；消上焦血府之瘀，用血府逐瘀汤；消中焦隔下之瘀，用膈下逐瘀汤；消下焦少腹之瘀，用少腹逐瘀汤。消一身窍隧之瘀，用通窍活血汤，谓"此皆按经分部活血消瘀之要剂也"。治疗出血,宗唐容川止血之法:以止血为第一法,以消瘀为第二法,以宁络为第三法,终以补虚为善后收功之法。何廉臣曰:"此四法者,乃通治血证之大纲也。"

3. 止血用药经验

何廉臣归纳血证经验用药,分为壮水补虚、益气补虚、苦寒泻火、甘寒泻火、温寒止血、清热止血、降气伐肝、降血镇肝、行血中之气、消血中之滞、凉血中之热、清血中之神、引血使之下行等 13 类。壮水补虚,如阿胶、熟地、线鱼胶等;益气补虚,如人参、沙参、燕窝;苦寒泻火,如大黄、芩、连、胆草;甘寒泻火,如鲜地、梨、蔗、藕四汁;温寒止血,如干姜炭、肉桂炭、鹿角炭、枸杞炭;清热止血,如葛氏十灰散;降气伐肝,如苏子、郁金、降香、青皮、韭汁;降血镇肝,如石决明、左牡蛎、海蛤壳、代赭石;血瘀,则大黄灰、干漆灰、山楂灰、红曲灰;血滑,则棕皮灰、莲房灰、榴皮灰、没石子;行血中之气,如三七、郁金、丹皮;消血中之滞,如大蓟、小蓟、茜根;凉血中之热药,如侧柏、紫葳、剪草、竹茹;清血中之神,如犀角、玳瑁、珠粉、琥珀;引血使之下行,如茅根、牛膝、童便;止血兼行瘀,如藕节汁、荷叶汁、陈蔗汁。总之,何廉臣治疗止血一证,强调"先要虚、实、寒、热认得清,始能补、泻、温、凉用得当",首先推崇王清任治疗血证分上、中、下三焦论治,止血则遵唐容川"止血、消瘀、宁络、补虚"四法。此亦为何廉臣经验之集成,治疗血证方法详备,足资临床参考应用。

(八)论治肿胀臌

何廉臣对肿、胀、臌三个病证,在《增订通俗伤寒论》里做了详细的阐述,对每种病证的证与治都有比较全面的分析。

1. 论治水肿

（1）水肿病因

何廉臣谓："予推求其成之因，浅言之，不出外因、内因、不外内因之三端；深言之，必从生理上推求病理，病理上推求病源。"又曰："水之为肿，无不本于脾肺肾三经。"辨病因必先辨明虚实："虚因情志操劳，酒色过度，病后气虚，实因六淫外客，饮食内伤。"可见，何廉臣认为，水肿的病因与外感六淫、内伤七情、饮食劳伤、病后气虚等有关，病位与肺、脾、肾有关。此外，何廉臣还引用西医知识解释水肿之病理，为"回血管先有阻塞，然后水溢胞膜而为肿"。并借鉴西医对水肿的分类，分为心脏性水肿、肾脏性水肿、炎症性水肿、恶液质性水肿、血管神经性水肿、局部性水肿、麻痹性水肿等7种。

（2）水肿分型

何廉臣依据症状之不同，将水肿分为分阴水肿、阳水肿、气肿、水肿、痛风肿、黄疸肿、妇女水分肿、妇女血分肿等8类。

①阴水肿：肿先从下肢肿起，逐渐弥漫全身，"先肿下体腰腹胫跗，后遍身肿，皮色青白，口不渴，大便溏，小便少"。

②阳水肿：肿先从上身肿起，逐渐弥漫全身，"先肿上体肩背手面，后遍身肿，皮色黄赤，口烦渴，大便闭，溺热涩"。

③气肿：水肿按之不易成凹陷，或凹陷按之即起，"皮浓色苍，一身尽肿，自上而下，按之不成凹而即起，四肢削瘦，胸膜痞满"。

④水肿：水肿按之即凹陷，不易起，"皮薄色泽，肿有分界，自下而上，按之成凹不即起，小便不利，上气喘咳"。

⑤痛风肿：肿伴有头痛恶风，身体麻木等，"头痛恶风，面浮身肿，皮粗麻木，流走注疼"。

⑥黄疸肿：肿伴有身目发黄等，"身目俱黄，面浮肢肿，便溏腹满，溺

短赤热"。

⑦妇女水分肿：先水肿而后月经停止，"病发于上，先水肿而后经断，皮无赤痕，心下坚大，便溏溺少"。

⑧妇女血分肿：先月经停止而后水肿，"病发于下，先经断而后水肿，皮现赤缕，小腹硬痛，便黑溺清"。

（3）水肿论治

何廉臣遵陈无择之说，认为水肿的病机为"经络不通，枢机不转，水乃不行，渗透皮肤"。其治疗水肿，首推崇叶天士"初病治气，久必通络"之理，从络治肿，每于治肿各方中，佐以行气通络之品。如因寒客皮肤而成气肿者，用叶氏五皮饮加生香附、苏梗、鲜葱须等，辛通络气以消肿；寒郁下焦而成水肿者，用麻附五皮饮，重用泽兰梗，温通络气以退肿；寒饮侵肺，肺气不化而先喘后肿者，轻则麻杏三皮饮，稍重则白果定喘汤，重则用小青龙汤加茯苓皮、石膏，宣肺降气以行水；寒湿滞脾，脾气失运而先肿后喘者，轻则用大橘皮汤，稍重用杏苏胃苓汤，重则用加减实脾饮，温脾利湿以降气；风热入肺，肺气肿盛，不能通调水道，致上半身肿而喘息者，风重热轻用越婢加半夏汤，散风热以降气，热重风轻用苇茎葶枣汤，或用荷杏石甘汤送下清肺葶苈丸，泻气热以消肿痹；湿热壅肺，肺水肿满，不能下输膀胱，致小便闭而喘肿者，湿热蕴蒸者，用枇杷叶煎，肃肺气以平喘肿，热重湿轻者，用茅根清络饮，清三焦以定喘肿；黄疸肿用加味二金汤，去积热以退黄肿；血分肿用三合绛覆汤，送下理冲丸，通经闭以退水肿；水分肿用加减《千金》鲤鱼汤，退水肿以通经闭。

虚肿按肺、脾、肾分治。肺气虚不能通调水道者，黄芪秫米煎；脾气虚不能为胃行津液者，乌鳢鱼汤，不应则用水肿至神汤；肾气虚不能下输膀胱者，先用林氏肾气汤，继用加减金匮肾气丸。实肿分胸膈停饮、腹膜积水和胃肠积滞，胸膈停饮用蠲饮万灵汤，腹膜积水用逐水至神汤，胃肠积滞以枳实导滞汤最稳。

2. 论治胀病

何廉臣提出，胀分气胀、血胀、寒胀、热胀、虚胀、实胀、痰胀、水胀、谷胀、虫胀等 10 种，丰富了胀病理论。

（1）胀病病因病机

何廉臣认为，胀病多由气滞血瘀引起。气胀，由于"七情郁结，气道壅隔，上不得降，下不得升"；血胀，"多因络瘀"；寒胀，有虚实之分，实寒胀由于"阴气凝聚，久而不散，内攻肠胃"，虚寒胀由于"命门火衰，脾胃虚寒"；热胀，多因于"肝郁络瘀，或湿热盘踞中焦"；虚胀"多因于脾胃衰弱，气虚中满"；实胀，"虽属气郁，然或由积饮，或由积食，或由湿热陈积"；痰胀，"湿痰夹气阻滞胸腹也"；谷胀，即食胀，"多由肝气怫郁，恣饮贪食，停滞中焦"；虫胀，"多因于脾胃虚弱，恣食甘肥生冷，留而为积，积久生虫"所致。

（2）胀病特点

气胀，症见"胸腹胀满，四肢瘦削"；血胀，胀在右边者为肝胀，左边者为脾胀，在少腹者为石瘕；寒胀，可见"寒中胀满，便泄溺涩"；热胀，可见"少腹坚胀，口苦不饥，溺赤便艰，舌赤苔黄"；虚胀，"腹部膨胀，但按之不痛"；实胀，"腹部胀满，按之疼痛"；痰胀，症见"腹大异常，甚则气喘倚息，不能平卧"；水胀，症见"头面四肢遍身肿胀，按之凹陷不起"；谷胀，症见"恶闻食臭，吞酸嗳气，恶心呕逆，胸膈痞塞，食入则脘腹益胀"；虫胀，"腹内有块，痛乍作乍止，或喜食泥土茶叶火炭等物"。

（3）胀病分型

何廉臣认为："胀病头绪甚繁，先宜辨有形无形，无形多属气郁，故治以理气为主；有形多属血瘀，故治以通络为君。"他在继承前人的基础上，系统归纳治疗胀病的方药如下：

①气胀，治宜升清降浊，达郁宽中汤，继用宣清导浊汤。

②血胀，治宜行血通络，二仁通幽汤磨冲良方桃奴丸。

③寒胀，治宜温中泄满，苓术朴附汤送下木香塌气丸，继用白术和中汤送下加味桂苓丸。

④热胀，治宜通络泻肝，用龙荟绛覆汤吞送当归龙荟丸。

⑤虚胀，治宜温养阳气，用参术健脾汤，继投健脾制肝汤，补中理气以宽胀，终用香砂理中汤，温健脾胃以善后。

⑥实胀，分积水、积饮、积食、湿热陈积等四型。大旨以四七绛覆汤为君，随证佐以丸散。积水，轻则送下神芎导水丸，重则送下三化神佑丸；积饮，《千金》五香汤最灵；积食，轻则送下木香槟榔丸，重则送下秘制五香丸；湿热陈积，轻则送下枳实导滞丸，重则送下三霜散。

⑦痰胀，妇人血裹痰饮，用滚痰二陈汤，继用林氏香橼丸，煎香砂二陈汤送下，疏中蠲痰以除根，终用六君子汤，补中涤痰以善后。

⑧水胀，阴水之寒胀，仿徐洄溪疏达三焦、开泄膈膜法，用陈修园消水圣愈汤加味，外用松节油浸擦膈脘腹，自上至下，日擦四五次。如两足仍肿，继用牡蛎泽泻汤（叶案验方），外用毫针刺足跗，放其水之出路以奏全功。阳水之热胀，何廉臣仿王孟英之法，每用北沙参、淡竹茹、丝瓜络、银花、川楝子、枇杷叶、冬瓜皮、川柏、归须、生白芍等，以气蒸水煮芦根、生藕汤煎药；继参以西洋参、细生地、川连、花粉、生苡仁、焦山栀等出入为方，每以行血通络之品，随症加减，多获良效。

⑨谷胀，病轻者消而去之，疏郁消滞汤送下木香槟榔丸；若屡下而胀仍不消，用开郁通络饮合雪羹，或用三露五汁饮送下木香三棱丸。

⑩虫胀，治宜攻积驱虫，轻则使君子汤，送下蒋氏遇仙丹，或单服鸡肝药。重则蒋氏珍珠丹，及沉香至珍丸。

综观何廉臣治疗胀病，据气、血、寒、实、痰、虚、热、谷、虫等审因论治，治法以理气和血为主，兼用下、和、温、清、消、补等法，后期注重调理脾胃。立方之多，治法之全，足资临床参考使用。

3. 论治臌证

臌证，即单腹胀，皆称腹胀如鼓，中空无物。何廉臣遵《灵枢·经脉》所云"足太阴……虚则鼓胀"，责之于脾虚成臌，分为气臌、疟臌、疮臌、水臌、疳臌等 5 种。

（1）臌证病因病机

气臌，多因于情志内伤，肝纵乘肺。若病久失治或病人多怒，则肝横乘脾，脾失健运；疟臌，即疟母成臌；疮臌，多因于疥疮误治，疮毒被遏，湿热盘踞膜络成臌；水臌，多因于湿滞肿满，大剂峻逐，攻坚分消，久必伤损脾阳肾阳成臌；疳臌，多因于失饥伤饱，积久而成臌，形如蜘蛛，故俗称蜘蛛胀。

（2）臌证分型

气臌，见"腹虽胀大，按之尚软"。疟臌，见"腹胀如鼓，按之左边尤坚，为疟邪结于胁下"。何廉臣谓："此中医所谓疟母，西医所谓脾胀。"水臌，见腹大如箕，按之如鼓。

（3）臌证论治

气臌，何廉臣每用四七绛覆汤送下陈香团散，理气宽膨以消胀；继用陈麦草汤送下佛手丸，以及三仁绛覆汤送下消臌蛛连丸，泄肝运脾以消臌；终用五汁一枝煎，送下绿萼梅花丸，辛润通补以除根。疟臌，治以活血通络，叶天士二仁绛覆汤，送下鳖甲煎丸，外贴鳖苋膏以消块。疮臌，治以解毒发表，银翘败毒散送下疮臌红枣丸。或用紫苏一两，煮大长脐蟹，重发其疮而臌消，使病从外解。水臌，何廉臣遵喻嘉言法，分初、中、末三法治疗。初用辛甘通阳，如桂甘姜枣、麻辛附子汤加味。继用培养元阳，真武汤送下金匮肾气丸。三用补中益气汤重用术，送下《局方》禹余粮丸，外用罨脐法以通溺。末遵张景岳大补法，用参附理阴煎加於术送服蜘蛛散。并附单方 10 剂：丑冰散、猪肚煎、千金散、黑鱼羹、葫芦散、宽膨散、瓜灰散、丝瓜络丸、鸡矢白散、败鼓皮丸等。痄腮，治以驱虫消疳，轻则七味保婴汤，调下癞蛤散；重则加味五香汤，调下灶马散。

何廉臣勤求古训，博采众方，详悉肿、胀、臌之病因、症状及治法，重视按诊。治疗上推崇叶天士"初病治气，久病通络"，于治方中加辛润活血通络之药，为临床提供了宝贵的治疗经验。

（九）论治哮喘

《内经》有喘无哮，至唐宋始哮喘并论，虽皆属呼吸困难，而病机、证候不同。哮，指声响言，为喉中有痰鸣音；喘，以气息言，为呼吸急促困难。一般来说，哮必兼喘，而喘未必兼哮。

1. 论治哮证

何廉臣在《增订通俗伤寒论》中指出："哮者气闭而不得出，其初多冷痰入肺窍，寒闭于上，则气之开阖不利，遂抑郁而发声，故俗称气吼病。有肺症，有胃症，有督脉症。"

肺证多起于风寒，遇冷则发，气急欲死。审其内外皆寒者，用麻黄二陈汤，散外邪以豁痰，送下加味紫金丹，通内闭以除哮；审其客寒包火者，用白果定喘汤，调下猴麝二宝散，常屡用屡效。

胃证多起于痰积，内夹湿热，日久化为痰浊热饮，致肺气呼吸不利，呀呷有声而为哮，遇风遇劳皆发，秋冬以后日夜如此。其哮较肺证稍缓，必待郁闷之极，嗽出一两口宿痰，如鱼脑状，而气始宽，哮始减。何廉臣治疗此证，审其湿痰上泛，窒滞中气者，初用香苏二陈汤，继用三子导痰汤加炙皂角，豁痰利气以燥湿；审其痰随火升，上壅胸膈者，初用竹沥涤痰汤送下节斋化痰丸，以蠲痰降火，继用费氏鹅梨汤缓通肺窍，除其积痰。

督脉证与肺证常相因，多起于太阳经受风寒，内伤冷饮水果，积成冷痰，日久浸淫肺脏，乃成哮喘。遇冷即发，背部恶寒，喘息不能着枕。何廉臣的治法是，初起用小青龙汤加减，辛散太阳以温肺，继用金匮肾气丸加减，温通肾阳以煦督脉，但一般有疗效而不能根治。何廉臣认为，这一类型的哮喘属于虚寒，病机已阳损及阴，用药偏刚偏柔，两难措置。采取初用金水六君煎加减，继则晨用通补肺督丸以治其本，晚用加味苓桂术甘汤以治标，终用纳肾通督丸摄纳肾阳，温通督脉，疏利肺气，开豁浊痰，标本兼顾，方可使宿疾得愈。还主张按穴灸治，外贴膏药，以除病根。

2. 论治喘证

何廉臣认为，喘病俗称"气急病"，多因"表寒外束，痰涎内郁，肺气出入不利，气升而不得降"所致。他每用白果定喘、苏子降气二汤，临证多有奏效。他认为喘证"在肺为实，在肾为虚，实证易治，虚证难医"。

实证要分寒热。实证兼寒者，必有凝痰宿饮，上阻气机，当酌用小青龙、桂枝加厚朴杏子汤。实证兼热者，多因痰火湿热，上干清窍，当酌用麻杏石甘加桑皮、苏子，葶苈汤加葶苈、大枣，外散寒而清内热，则喘自止，后少复发。

虚证要分精伤还是气脱。若因根本素亏，肾虚气逆，阴火上冲而喘者，此不过一二日之间，势必危笃。精伤者，填精以浓厚之剂，必兼镇摄，《济生》肾气汤加铁落、沉香，都气汤加青铅、蚧尾，则分从阴从阳以治之。气脱者，则元海无根，阴竭阳越，方用全真益气汤，参麦散加河车、石英、坎气（脐带），急续元真以挽之。若平时气弱，呼吸不调，呼气短者，酌用苓桂术甘汤；吸气短者，酌用金匮肾气丸，则分补中纳下以治之。

（十）论治痹证

痹之病名，最早见于《内经》。《素问·痹论》曰："风寒湿三气杂至合而为痹，其风气胜者为行痹，寒气胜者为痛痹，湿气胜者为着痹也。"何廉臣指出："痹者，肢体失其感觉，重着而不能移动也。"抓住了痹证重着、肢体活动不利的临床特点。他认为不仅风寒湿三气可以合而为痹，风湿热三气亦可形成。他总结痹证的病位特点是，"初病侵袭经气，继而留连血络，最终残害脑筋"。症状特点是，"始而痛，继而痹，终而痿"。

何廉臣指出，《内经》所提及的行痹、痛痹，后世称之为痛风，当治以活血祛风，宣通经隧之法，暗合古人"治风先治血，血行风自灭"的思想。何廉臣选用羌活行痹汤进行治疗。若肩背腰腿及周身疼痛，痛有定处，重着不移者，寒凝血瘀也。以通瘀散寒，宣通络脉为正法，身痛逐瘀汤加减化下续命丹。外用冯了性酒遍擦周身痛处。内外并治，屡见功效。针对失治出现络瘀内伤，邪从热化的情况，何廉臣指出忌用辛散风寒燥烈药。他用俞氏五汁一枝煎合清宣瘀热汤治疗多验。

何廉臣指出，《内经》所论着痹，世皆称麻木不仁，俗称木风，较痛风已进一层。麻木的机理是，"络瘀压迫脑筋，脑筋将失觉动之能力"。何廉臣临床初用除湿蠲痹汤加减，调下小活络丹一二丸。如已湿郁化热，留滞关节肢络，用防己苡仁汤送下桃仁控涎丹，峻逐湿热痰瘀，宣经隧以通络脉。外用电气疗法，以催促血行，刺激脑筋。

何廉臣指出，痹证发展至痿证，表现为四肢瘫痪，是由于"神经麻痹，全失知觉运动之作用"。其遵张仲景之说，认为"经热则痹，络热则痿"，并就不同部位之痿，分别提出治法方药。凡上截瘫，右肢瘫者，多属阳虚阴凝，每用王清任补阳还五汤，送下人参再造丸；下截瘫，左肢瘫者，多属阴虚络热，每用缪仲淳集灵膏，或用四物绛覆汤，送下顾氏加味虎潜丸，间用河间地黄饮子去萸、味、桂，或用吴鞠通专翕大生膏。外治仍用电气疗法，亦可十愈五六。

（十一）论治痞证

何廉臣在《增订通俗伤寒论》中指出："其满而不痛者为痞，属无形之气；满而兼痛者为结，属有形之物。"他认为外感之症，夹痞结者颇多，但痞轻而结重，有邪未结而但满者，有邪已结而满痛者。他强调痞满以宽气为主，轻则杏、蔻，橘、桔，重则蒌、薤、朴、枳。

1. 痞有夹食夹痰夹瘀之分

何廉臣认为，痞若满而兼痛，是邪有结实之机，有夹食、夹痰、夹瘀之分。与新邪或伏邪互结，或结于胸胁，或结于脘腹，痛不可按，甚则昏冒。虽因所夹不同，而其结痛拒按，闭塞不容喘息之状则同。

治宜速去所受之邪，先与一服飞马金丹，自能随所结之上下，而施其吐下之功。得夹邪一解，正气自伸，邪气自现，按法调治痞证，为较易耳。

若夹宿饮而气郁成痞，甚则成窠囊者，许氏神术丸不效者，何廉臣仿薛生白之法，用千金五香汤，其效如神。若夹积水停饮，酿成痞气，绵延日久，腹胀如鼓，按之呱呱有声者，何廉臣仿危亦林之法，初用加味控涎丹，继用六君子汤去甘草加香附，补而兼疏，三泻三补，痞疾顿除。

2. 因积成痞

何廉臣认为："因积成痞，初为痞气，继为痞块。必审其何经受病，何物成积，认得分明，发直入之兵以讨之。"

血积者，选用桃、红、穿甲、䗪虫、莪术、瓦楞子、干漆灰、醋炒生军等。

痰积者，选用风化硝、浮海石、海蛤粉、半夏曲、杜胆星、生枳实、礞石、白芥子、萝卜子、海粉、竹沥、荆沥、姜汁、石菖蒲汁等。

水积者，选用大戟、甘遂、芫花、商陆、千金霜、黑白丑等选用。

酒积，选用酒曲、葛花、槟榔、橄榄、枳椇子等。

茶积者，选用姜黄、茱萸、川椒、生干姜等。

肉积者，选用山楂、萝卜子、阿魏、朴硝、毛栗壳灰等。

虫积者，选用雷丸、鹤虱、雄黄、锡灰、芜荑、巴霜、使君子、枣儿槟榔等。

瘀积者，选用三棱、莪术、巴豆、大黄、鳖甲、䗪虫、虻虫、水蛭、夜明砂、地栗粉等。

何廉臣指出，上述消积之法，当衰其大半而止，即调脾胃以养正，使积自除。他引周慎斋所言"凡痞积不可先用下药，徒损正气。病亦不去，当用消积药使之熔化，则除根矣"，强调积去须补。

何廉臣还指出，"惟素有遗泄，气虚于下、痰结于上，饮食难化，而成郁结痞满之证，似隔非隔之候，最为难治"。用滋补阴虚会妨碍开膈进食，用香砂六君子汤调补兼施，往往痞满益甚，食即停留不下。又因下虚者不宜骤升，升则浊气在上，反生膜胀。亦不宜专用破气，愈破愈痞。总的治疗原则，宜疏导郁滞，升降互用，合成疏通，"使胸膈日宽一日，谷气日增一日，则津液从上输下，阴气不补而自补矣"。治当初用升降疏郁汤，次用和中畅卫汤，又次用八物顺气汤送下沉附都气丸，临卧口含陈氏嚼化丸，使睡中常有药气徐徐沁入，以疏通其胸膈中脘之间，必使新结不增，旧结渐解。然后朝用二加龙蛎汤，滋阴潜阳，封固下焦以收火，夜用运痰丸，益气化痰，疏补中上以除根。此痞结之上实下虚，最为绵延难愈者也。

3. 气虚中满之痞

何廉臣指出，气虚中满之痞证亦属难治。其采用调补之法，酌用补气养荣汤调下宽膨散一钱，参术只用六七分，而中满稍减。继则参术不减，香蔻宽膨增至钱半，而饮食渐加，中满较宽大半。后渐加参术至二三钱，减香蔻宽膨至三分，或进或退，约二三十剂，始奏全功。

（十二）论治泄泻

何廉臣在《增订通俗伤寒论》中指出："泄者，大便溏薄，或作或止；泻者，大便直下，水去如注。虽分轻重，总属脾伤。脾受湿而不能渗泄，伤阑门之元气，而分利无权，并入大肠，遂致成泄，故肠鸣溺少，大便反快，是泄固由于湿矣。"

他参考《难经》五泄（飧、溏、鹜、濡、滑）之名，根据湿邪兼风、湿邪兼热、湿邪自重、湿胜气脱的不同，将泄泻分为飧泄、溏泄、濡泄、滑泄；根据湿犯脏腑的不同，分为胃泄、脾泄、大肠泄、小肠泄、肾泄、肝泄；根据湿兼邪的不同，分为痰泄、食泄、大瘕泄、酒泄；根据暑月感受邪气的不同，分为水泄、火泄、湿泄、化泄。

飧泄者，完谷不化，湿兼风也。兼恶风自汗，肠鸣，脉弦者，宜胃苓汤加升麻、煨防风。又有久风入中，清气下降而不升，风邪入胃，是木克土也，故冲和之气不能化，能令腹鸣而痛，完谷出而为泻也，宜痛泻要方合四苓散。若飧泄脉弦，腹痛而渴，及头痛微汗，宜防风芍药汤。或饮食太过，肠胃受伤，亦致水谷不化。下者举之，宜加减木香散。

溏泄者，肠垢污积，湿兼热也。其证脉数，溲赤涩，所下稠黏垢秽，宜黄芩芍药汤合益元散。溏者，澄清溺白，湿兼寒也。其证大便如水，其中稍有结粪者是也。若清冷如鸭粪，脉见沉迟，小溲清白，理中汤加橘红、茯苓治之。若泄不已，更加附子。

濡泄者，一名洞泄，身重脉软，湿自胜也。由脾虚不能制湿，湿反胜而成病，故腹不痛而肠鸣溺少，利下多水，宜五苓散主之。

滑泄者，久下不禁，湿胜气脱也。其证大泻如竹筒直下不止，宜用扶脾丸，或补中益气汤加诃子、肉蔻，或四柱饮，或六柱饮。

其他尚有胃泄，面黄而饮食不化，宜理中汤。脾泄，呕吐而腹胀注下，如食后饱满，泻出即宽，宜香砂六君子汤。大肠泄，食已窘迫，大便色白，而肠鸣切痛，宜五苓散加木香。小肠泄，溲涩而便脓血，小腹痛，先宜下之，继用清利。肾泄，五更便泄，足冷腹痛，宜四神丸。肝泄，木来侮土，腹痛兼胀，脾虚故泻，宜泄肝培土，刘草窗痛泻方。

有因痰而泄者，胸满泻沫，右脉弦滑，甚则呕吐，腹中觉冷，隐隐作痛，宜厚朴二陈汤。肥人滑泻，多属于痰；不食不饥，亦责之痰，宜青州白丸子。有因食而泻者，泻下臭腐，噫气作酸，腹痛、泻后痛减，宜香砂胃苓汤，或保和丸加砂仁、豆蔻。有大瘕泄者，里急后重，每至圊而不能便，似痢非痢，所下皆是粪水，茎中痛，乃寒湿化为湿热也，宜八珍散加木香、槟榔。有伤酒而泻，晨起必泄，素嗜饮，经年不愈者，宜葛花解醒汤，或理中汤加葛根，吞酒煮川连丸。

夏月暴注水泻，脉虚细，口干烦闷，肠胃之暑湿也，宜五苓散加煨葛根，兼胀者，加浓朴、茅术；小便赤涩，加木通；兼烦，加山栀、淡竹叶。暑火泻者，去官桂，加川连、黄芩炭。暑食泻者，加神曲、木香。暑湿泻者，加茅术、滑石，兼呕，加半夏、浓朴、竹茹、藿香。若伤暑又伤生冷而化泻者，宜连理汤。

何廉臣指出，泄泻虽有多端，大要不离乎脾伤积湿，治法则初用调中分利，继用风药燥湿，久则升提，滑须固涩，风兼解表，寒佐温中，食者消之，痰者化之，虚者补之，热者清之，随证施治。

（十三）论治痢疾

何廉臣认为："下痢，当辨其下痢之色，参合外证，方不致误治。"如初起里急后重，痢下色白，此为湿热凝滞，气分受邪，宜胃苓汤加香砂。兼热者、加炒黄芩、滑石；色如豆汁者，亦属脾中湿热，燥脾分利，亦宜胃苓汤为主；或如鱼脑及鼻涕冻胶者，脾虚冷痢也，宜二术、炮姜等味；如白脓努责而出者，气与热结也，宜木香、槟榔、黄芩之类；如屋漏水尘腐色者，皆元气虚惫也，宜理中汤，加煨葛根、炒黄芩、茯苓。

何廉臣认为："赤痢为血分之邪"。湿热多者，以行湿清热为主，如炒黄芩、炒银花、滑石、木香、楂炭之类；兼见紫块或稠黏，用黄芩、延胡索、桃仁、赤芍，行瘀治之；若血色鲜浓紫厚者，为热盛，宜用白头翁汤；或初起急迫，里急后重，脉有力者，加制大黄下之；若纯下清血，脉弦者，风入胃也，宜用炒枳壳、荆芥炭、煨防风；血色紫黯，服用凉药，而便血越多者，属于寒湿，宜理中汤加芎、归、木香；或如猪肝、如苋菜汁者，也属于寒，非炮姜不治；若血色稀淡，或如玛瑙色者，为阳虚不能制阴而下，非温理其气，则血不清也；若辨黄黑二色，凡深黄而秽臭，属于热证；浅黄色淡不甚臭，或兼腥馊气者，属于寒证；黑而焦浓厚大臭者，属于火证；黑如漆光者，属于瘀血；若青黑而腥薄者，肝肾腐败之象。

何廉臣还指出，下痢属里证，不应伴有表热之证，如头痛身热之类。若伴有表证有热之证，则外内俱困。此时，当先解表邪，后清其痢。

（十四）论治痛证

1. 论治头风

头风，即头痛兼风。何廉臣认为，头风"靡不兼风，无风入，但作眩，不作痛也"。头风有风寒风热之不同。兼风寒者，常用香苏葱豉汤，一二剂则汗出身凉而取效。风热者，病人多头痛剧烈，彻夜叫号，是因为"风火重伤血液"所致，这种情况当用菊花茶调散加减，辛凉散风以泄热，外用蓖麻贴法，或用透顶散搐法。

何廉臣指出，头风久不愈，须防起翳以害目。他认为头风的病机多是"风毒傍阻于髓海之旁，侵入于脑膜孙络"。因脑系通目，目系入脑，所以病邪的去路可从"目出而解，不解则伤目"，经其临床验证，历验不爽。他治偏头风痛，每用淡婆婆根汤，屡屡起效。外治以解毒祛风，性味之平正者，淡淡注于鼻腔。例如滁菊花、细芽茶泡汤冷注入鼻，则清窍自通，窍通则头风自愈。或用点眼止痛法，效亦如神。虽然头风一证，往往标寒而本热，况属风毒久踞，多从火化，当用轻清宣上，如羚角荷翘汤，外用可用一滴金，时时注入鼻孔，奏功尤捷。

2. 论治胃痛

何廉臣认为，伤寒夹胃脘痛当用香苏葱豉汤加味，专治风寒。温热夹胃脘痛者，虽平时因寒而发，但当治其热。他指出："盖湿温伏于膜原，温热伏于血络，蕴酿蒸变，必从火化，伏邪自里达表，而发其胃痛痼疾者，多属热痛。"治疗于治温热伏邪药中加乳香、没药以止痛，延胡、桃仁以活络，速使其伏邪透发，而胃痛自已。

3. 止痛无定法定方

何廉臣指出："通则不痛，治痛之理也。但通之之法，各有不同。""胸腹上下诸痛，寒热虚实，皆能致之，温清消补诸剂，及发表攻里诸法，皆所以止其痛，故止痛无定方也。"他系统总结治痛 10 法，具体如下所示：

（1）调气以和血，如疏肝流气饮、六磨汤、香砂达郁汤、绿萼梅花丸、九制香附丸、《局方》聚宝丹、仁香汤、香砂二陈汤之属。

（2）调血以和气，如七厘散、琥珀散、四物绛覆汤、四物加二香汤、四物加兰香汤、四物加桃红汤、济阴八物汤、归芍调肝汤、丹参饮、四物益母丸之属通也。

（3）上逆者使之下行，如苏子降气汤、苏子降香汤、沉香降气散、安东散、丹溪海蛤丸、肝胃二气丹、沉香化滞丸。

（4）下郁者使之上行，如逍遥散、柴胡调经汤、和血逐邪汤、逍遥加减汤、逍遥二陈汤、柴胡四物汤、加减小柴胡汤。

（5）中结者使之旁达，如新绛旋覆花汤、三仁绛覆汤、三合绛覆汤、四物绛覆汤、通窍活血汤、清肝活络汤、舒筋通络汤、萎薤绛覆汤、蠲痛丹、蠲痛活络丹。

（6）周痹者使之走窜，如桃仁䗪虫丸、龙鲤宣痹丸、当归䗪虫丸、地龙汤。

（7）寒者温之使通，如乌附椒姜汤、桂苓二姜汤、加味瓜蒌薤白汤、良附蠲痛汤、厚朴温中汤、神香圣术煎、加味小建中汤、当归建中汤、当归四逆汤、正阳四逆汤、尤氏灵香丸、铁弹丸、丁香烂饭丸、金匮九痛丸、胡芦巴丸、良附丸。

（8）热者清之使通，如枳连二陈汤、统旨清中汤、清中蠲痛汤、梅连泄肝汤、连梅安胃汤、五汁一枝煎、新加酒沥汤、清肝达郁汤、龙胆泻肝汤、连梅安蛔汤、加味金铃子散、芎犀丸、枳实消痞丸、左金丸。

（9）虚者助之使通，如《外台》建中汤、景岳暖肝煎、胶归四逆汤、延胡川楝汤、地黄双桂汤、疏肝益肾汤、胶地寄生汤、制肝益胃汤、魏氏一贯煎、胶艾绛覆汤、小安肾丸、香砂六君丸、乌梅安胃丸、乌龙丸、小安胃丸、虎骨木瓜丸、虎骨四斤丸。

（10）实者攻之使通，如陷胸承气汤、枳实导滞汤、蠲饮万灵汤、六磨饮子、加味凉膈煎、桃仁承气汤、解毒承气汤、雪羹送更衣丸、厚朴七物汤、厚朴三物汤、《千金》备急丸、《局方》神保丸、小胃丹、木香槟榔丸、沉香化气丸、消痞阿魏丸、沉香化滞丸、钱氏泻青丸、沉香至珍丸、枳实导滞丸、礞石滚痰丸、控涎丹、代抵当丸、当归龙荟丸。

四、何廉臣验方

何廉臣博采众长，无论经方、时方，随证加减变化，创制出新方，用之于临床，多奏捷效。何廉臣所创新方，多见于《增订通俗伤寒论》《重订广温热论》《湿温时疫治疗法》等书。现将何廉臣所用验方，归纳整理如下：

何廉臣原方中有主治内容和药物剂量的，则遵原著，不予改动；原方中无主治内容的，则根据何廉臣有关论述予以补充。

1. 达郁宽中汤（《增订通俗伤寒论·夹胀伤寒》）

组成：沉香片五分，莱砂散一钱，生鸡内金三钱，白芍五钱，归须、真川朴、陈香橼皮各一钱，川柴胡五分。

用法：用晚蚕沙五钱，鲜茅根二两，葱须五分煎汤代水。

主治：气胀。因于七情郁结，气道壅隔，上不得降，下不得升，胸腹胀满，四肢瘦削。

2. 枇杷叶饮子（《外台》方）加川贝（《增订通俗伤寒论·伤寒转闭》）

组成：枇杷叶半升（拭去毛），茅根半升，川贝一二块。

用法：水煎服。

主治：痰闭神昏醒后，余痰未清，肺气未肃者。

3. 犀珀至宝丹（《增订通俗伤寒论·湿温伤寒》）

组成：白犀角五钱，羚羊角五钱，琥珀三钱，麝香一钱，蟾酥五分，原桃仁三钱，藏红花二钱，血竭三钱，辰砂五钱，郁金三钱，石菖蒲三钱，穿山甲二钱，杜赤豆五钱，桂枝尖二钱，连翘心三钱。

用法：以猪心血为丸，金箔为衣，每丸计重五分，大人每服一丸，小儿每服半丸，婴儿每服半丸之半丸。

主治：治一切时邪内陷血分，瘀塞心房，不省人事，昏厥如尸，目瞪口呆，四肢厥冷等症。又治妇人热结血室，及产后瘀血冲心，小儿痘疹内陷，急惊暴厥，中风中恶等症。

4. 加减神犀汤（《湿温时疫治疗法》）

组成：犀角尖八分，鲜生地二两，淡豆豉三钱（拌捣），银花二钱，连翘三钱，粉丹皮钱半，元参心、老紫草各三钱，大青叶二钱，金汁一两（冲）。

用法：水煎服。

主治：舌色紫干，或纯绛，或圆硬，或黑苔，神昏谵语，或笑或痉，甚则晕厥，闭目不语。

5. 参芪建中合二陈汤（《湿温时疫治疗法》）

组成：潞党参、棉芪各钱半，川桂枝五分，生白芍钱半，炙甘草八分，姜半夏钱半，炒广皮一钱，浙茯苓三钱，饴糖三钱，鲜生姜八分，大红枣四枚。

用法：用水两碗煎成一碗，去渣温服。

主治：寒霍乱。

6. 麦门冬汤合半夏秫米汤（《湿温时疫治疗法》）

组成：原麦冬三钱，潞党参钱半，姜半夏二钱，北秫米四钱，炙甘草六分，大红枣二枚。

用法：水煎服。

主治：气液两亏，心神不安。

7. 疟疾五神丹（《湿温时疫治疗法》）

组成：姜半夏八钱，京川贝一两二钱（去心），青皮八钱，全青蒿一两，金鸡勒二钱。

用法：共研细末，淡姜水和丸，如绿豆大，朱砂为衣，每服一钱。

主治：疟母，脾胀。

8. 犀角五汁饮（《湿温时疫治疗法》）

组成：犀角汁一瓢，鲜生地汁四瓢，金汁一两，梨汁三瓢，甘蔗汁二瓢。

用法：用重汤炖温，频频灌服。

主治：五色痢。

9. 半硫理中丸（《湿温时疫治疗法》）

组成：半硫丸一钱，理中丸二钱。

用法：和匀开水送服二钱。

主治：气虚腹胀。

10. 除疸丸（《重订广温热论·论温热即是伏火》）

组成：倭硫黄三两，净青矾一两。

用法：以上两味水泛为丸，姜半夏粉一两为衣，每服一钱或钱半，一日两次。

主治：湿遏热伏，走入肌肉，发为阴黄，黄而昏暗，如熏黄色，而无烦渴热象；或渐次化热，舌苔黄滑，口干而不多饮。

11. 加减犀羚二鲜汤（《重订广温热论·验方妙用》）

组成：鲜生地一两，鲜金钗三钱，生石膏一两，川连一钱，甘中黄一钱，人中白五分，陈金汁一两，元参五钱，新银花三钱，青连翘三钱，东白薇五钱，池菊三钱。

用法：先用白犀角一钱，羚羊角钱半，鲜茅根一两，同石膏用水四碗，煎成两碗，去渣，再煎前药至一碗，冲入金汁服。

主治：温热发斑。又治热证冲气上逆。

12. 加减竹叶石膏汤（《重订广温热论·验方妙用》）

组成：西洋参一钱，生石膏三钱，生甘草八分，麦冬钱半，仙露夏一钱，青蔗浆一钱，生姜汁两滴（和匀同冲）。

用法：先用鲜刮淡竹茹三钱，鲜茅根一两，鲜稻穗三支，煎汤代水。

主治：温痉。又治热盛外闭内脱。

13. 四逆散合白薇汤（《重订广温热论·验方妙用》）

组成：鳖血柴胡钱半，赤芍二钱，小枳实钱半，归须钱半，东白薇五钱，西洋参一钱，生甘梢八分，绛通一钱。

用法：水煎服。

主治：心悸肢厥，昏厥如尸。又治血结胸，神志昏迷者。

14. 五枝松针汤（《重订广温热论·验方妙用》）

组成：紫苏旁枝钱半，川桂枝五分，樟树嫩枝、桃树嫩枝各五寸，酒炒嫩桑枝二尺。

用法：青松针八钱煎汤代水，煎取以上诸药。

主治：脾胀。蓄血在中焦者属脾络，症必脘痛串胁，脉涩肢厥，胀痛在左胁者居多。

15. 导赤散合加味虎杖散（《重订广温热论·验方妙用》）

组成：鲜生地一两，淡竹叶钱半，生甘梢八分，木通一钱，杜牛膝一两，芜蔚子三钱，琥珀末五分，麝香一分。

用法：水煎服。

主治：湿热入精窍，小便涩痛。

16. 六花苇茎汤（《重订广温热论·验方妙用》）

组成：旋覆花三钱，滁菊花钱半，川朴花八分，豆蔻花、佛手花各五分，代代花二分，苇茎一钱，生苡仁、冬瓜子各四钱。

用法：水煎服。

主治：气分湿热。

17. 新加桑菊饮（《重订广温热论·验方妙用》）

组成：冬桑叶二钱，滁菊花一钱，青连翘钱半，薄荷八分，光杏仁二钱，苦桔梗一钱，生甘草八分，钩藤钱半，天竺黄钱半，鲜石菖蒲叶一钱，竹沥五匙（同冲）。

用法：先用活水芦根五钱，嫩桑枝一尺，煎汤代水，煎取以上诸药。

主治：气分痰热。

18. 六花绛覆汤（《重订广温热论·验方妙用》）

组成：滁菊花二钱，新银花钱半，藏红花三分，豆蔻花、佛手花各五分，旋覆花三钱，真新绛一钱，青葱管三寸（冲）。

用法：水煎服。

主治：肺络郁热。

19. 五皮绛覆汤（《重订广温热论·验方妙用》）

组成：白蔻皮六分，陈香橼皮五分，雅梨皮三钱，丹皮钱半，紫荆皮钱半，旋覆花三钱，新绛一钱，青葱管三寸（冲）。

用法：水煎服。

主治：肺络郁热。

20. 四汁绛覆汤（《重订广温热论·验方妙用》）

组成：鲜生地汁一瓢，生藕汁两瓢，童便五瓢，陈京墨汁五匙（同冲），真新绛八分，旋覆花三钱，葱须二分。

用法：重汤炖服。

主治：络伤血瘀。

21. 加减白虎汤（《重订广温热论·验方妙用》）

组成：生石膏八钱，白知母四钱，生甘草八分，鲜竹叶五十片。

用法：先用西瓜翠衣四两，鲜枇杷叶一两去毛净剪去大筋，煎汤代水。

主治：伏火烁津耗液。

22. 加味芦根饮子（《重订广温热论·验方妙用》）

组成：水芦根二两，鲜竹茹五钱，南花粉三钱，知母三钱，生粳米三钱（鲜荷叶包），生姜皮五分。

用法：水煎服。

主治：汗后或斑疹出后热仍不解，胃津亡。

23. 新定五汁饮（《重订广温热论·验方妙用》）

组成：鲜生地汁、鲜金钗汁各三瓢，鲜芦根汁、雅梨汁、甘蔗汁各二瓢。

用法：重汤炖温服。

主治：汗后或斑疹出后热仍不解，胃津亡。

24. 加味脏连丸（《重订广温热论·验方妙用》）

组成：黑木耳一两，炒槐米两半，川连两半，雄猪直肠一段。

用法：用雄猪直肠一段，长一尺二寸，洗净，将药物入内，两头线扎紧，用酒醋各半斤煮烂捣丸，用荸荠、红枣各四颗煎汤送下。

主治：肠风脏毒。

25. 导赤散冲四汁饮（《重订广温热论·验方妙用》）

组成：细木通钱半，生甘梢八分，淡竹叶二钱。

用法：开水一碗，煎成冲入：鲜生地汁、生藕汁、鲜茅根汁、童便各一杯。

主治：内肾溺毒。

26. 三甲白薇汤（《重订广温热论·验方妙用》）

组成：生鳖甲、生打左牡蛎、生龟甲心各六钱，东白薇五钱，西洋参钱半，归须一钱，生甘梢八分。

用法：金银器各一具煎汤代水。

主治：冲气上逆。

27. 鼠麝通精丸（《重订广温热论·验方妙用》）

组成：雄鼠粉、王不留行各一两，炒黑丑、五灵脂、炒穿甲、桃仁各五钱，杜牛膝汁粉三钱，麝香三分。

用法：研匀令细，生韭汁泛丸，如麻子大，每服一钱。

主治：子宫蓄有败精，每与血浊互结，其症小腹胀痛，牵引腰腹，攻刺难忍，二便不通，不能坐卧，立哭呻吟。

28. 救阴滋任汤（《重订广温热论·验方妙用》）

组成：大黑豆三钱，熟地二钱，麦冬、冬桑叶、丹皮、山药、南沙参各钱半，猪脊髓一条，青盐二分。

用法：水煎服。

主治：任脉阴精亏虚。

29. 五仁橘皮汤（《重订广温热论·验方妙用》）

组成：光杏仁四钱，生苡仁、瓜蒌仁各五钱，蔻仁八分（拌捣），郁李净仁三钱，蜜炙赖橘红钱半。

用法：水煎服。

主治：痰积胃肠，肠燥便秘。

30. 竹沥五汁饮（《重订广温热论·验方妙用》）

组成：淡竹沥一杯，生姜汁一匙，生萝卜汁、鲜桑枝汁、生雅梨汁各三羹瓢，荆沥、陈酒各一瓢。

用法：和匀，重汤煮一时之久，温服。

主治：痰滞经络。

31. 清滋脊髓汤（《重订广温热论·验方妙用》）

组成：熟地炭、炙龟板各四钱，盐水炒川柏八分，知母钱半，猪脊髓一条，甲鱼头一枚。

用法：煎成，冲甜酱油半瓢。

主治：脑肾阴亏。

32. 逍遥二陈汤（《重订广温热论·验方妙用》）

组成：枳壳五分，拌炒仙居术八分，仙半夏、浙茯苓各钱半，炒橘白、归须、赤芍各一钱，川柴胡五分，苏薄荷四分，炙甘草二分，代代花十朵（冲）。

用法：水煎服。

主治：肝郁乘脾。

33. 桑丹泄肝汤（《重订广温热论·验方妙用》）

组成：冬桑叶二钱，醋炒丹皮钱半，石决明六钱，茯神木三钱，生白芍四钱，东白薇三钱，大麦冬二钱，鲜石斛三钱，木瓜八分，童便一钟（冲）。

用法：水煎服。

主治：胃液已亏，肝风内扰。

五、医案举隅

何廉臣曾著《廉臣医案》一书，惜已遗失，幸张若霞收集整理何廉臣医案 29 例，供同道参考，后世方可略窥一斑。张若霞认为："何廉臣处方罗罗清疏，极炉火纯青之候。"具体内容如下。

（一）时证

案例 1

张左，年二十八岁。湿温夹食，胸脘烦满，寒轻热重，二便不利，治宜苦辛通降。瓜蒌仁四钱，枳实一钱五分，净郁李仁三钱，焦山栀三钱，淡豆豉二钱，小青皮一钱，番泻叶八分，陆氏润肠丸四钱，益元散四钱（包煎），紫金片四分（冲）。

按语：《难经·五十八难》曰："伤寒有五，有中风，有伤寒，有湿温，有热病，有温病。"此处，湿温属于广义伤寒的一种。以何廉臣为代表的绍派伤寒亦有"湿温伤寒"一说。何廉臣论治湿温，辨湿多热少还是热多湿少。湿多热少，侧重太阴，治以苦辛淡温；热多湿少，侧重阳明，治以苦辛淡凉；湿热俱多，太阴阳明并重，当开泄清热。本案为湿温夹食，症见胸闷烦满，寒轻热重，二便不利，为热多湿少，当用苦辛淡凉法。主以焦山栀、淡豆豉、益元散、紫金片清热泻火，又兼夹食及便秘，故辅以通降之品瓜蒌仁、郁李仁、枳实、番泻叶、润肠丸润肠通腑。

案例 2

张左，年四十四岁。湿温化火，内热自汗，口苦而燥，溺黄赤，便不畅，治宜清化分消。新会皮一钱五分，瓜蒌皮三钱，焦山栀三钱，知母三钱，黄芩一钱五分，青连翘三钱，青宁丸二钱，飞滑石六钱（包煎），鲜淡竹叶四十片，嫩桑枝二尺。

按语：何廉臣经验："湿温变症最多，首辨其湿重热轻、热重湿轻或湿热并重；次辨其兼风、兼寒、兼暑、兼秽；三辨其夹症，如夹宿痰、停饮、生冷、油腻、气郁、血瘀、房劳、失血、脾泄、内痔、香港脚、七疝等，及经水适来适断、崩漏淋带、胎前产后、痘瘄惊痫等；四辨其变症，如变疟痢、肿胀、黄疸、霍乱、沉昏、咳嗽、痰饮、水气、疝气、着痹、淋带、便血、痔疮、痈脓等。"本案为湿温化火，湿热并重，当开泄清热。主以瓜蒌皮、焦山栀、知母、黄芩、连翘、青宁丸以清热泻火，辅以滑石、竹叶、桑枝、陈皮以化湿、利湿，并引热从小便出，诸药合用清化分消。

案例 3

傅左，年三十二岁，湿热夹食，胸腹痞满，口腻，胃钝，溺赤，治宜辛淡清化。枳壳一钱五分，焦山栀三钱，广皮红一钱，西茵陈三钱，川厚朴一钱，广郁金三钱，小青皮一钱，飞滑石六钱（包煎），鸡内金二张，紫金片四分（冲）。

按语：湿热病亦属于湿温病，乃湿热留连气分，以脾胃病变为主。故见胸腹痞满、口腻、胃钝等脾胃症状，本案属于湿热并重，故治以辛淡清化，开泄清热。方以焦山栀、茵陈、郁金、紫金片清热泻火，滑石、枳壳、青皮以化湿行气，厚朴、内金以消食导滞。

案例 4

陈右，年三十岁，湿热兼风，头胀，烦热，口淡而腻，肢懈，胃钝，溺短赤热，治宜芳淡疏解。藿香三钱，苏薄荷一钱，冬桑叶一钱五分，佩兰叶二钱，新会皮一钱五分，生苡仁四钱，滁菊花一钱，白蔻末四分，飞滑石四钱（包煎），嫩桑枝二尺。

按语：湿热兼风乃湿热之邪侵犯卫气分所致，故见头胀，烦热等邪遏肌表的表现；因湿困中焦，阻遏气机，故可见口淡而腻，肢懈，胃钝等表现；溺短赤热为湿热偏盛的表现。故以薄荷、桑叶、菊花、桑枝祛风达表，藿香、佩兰、陈皮、苡仁、白蔻化湿和胃，滑石利湿清热，使湿热从小便而解。诸药合用，表里双解，即祛在表之风邪，又清化在里之湿热。

案例 5

洪左，年二十五岁。湿火，便艰溺赤，腹旁有块，治宜辛淡清降。广郁金一钱五分，赤苓三钱，冬瓜子四钱，玄胡索一钱五分，蜜炙小青皮一钱，丝瓜络一钱五分，川楝子一钱五分，枳实导滞丸三钱，飞滑石四钱（包煎）。

按语：湿火即湿热化火，化火则便难溺赤，湿阻气滞则腹旁有块，故以赤苓、冬瓜子、滑石清热利湿泻火，郁金、延胡索、青皮、川楝子、丝瓜络来理气通络，枳实导滞丸来通便导滞。

案例 6

魏左，年三十二岁。暑湿症，寒热身痛，口淡，胃钝，肢懒，溺短热，治宜苦辛和解。藿香三钱，柴胡八分，草果仁四分，知母三钱，青蒿二钱，黄芩一钱五分，焦山栀三钱，薄荷一钱五分，小青皮一钱五分，淡豆豉三钱。

按语：何廉臣在《全国名医验案类编》中说："暑为湿遏，初起邪在气分，即当分别湿多、热多。湿多者，治以轻开肺气为主。肺主一身之气，气化则湿自化，即有兼邪亦与之俱化。湿气弥漫，本无形质，宜用体轻而味辛淡者治之。辛如杏仁、蔻仁、半夏、厚朴、藿梗，淡如苡仁、通草、茯苓、猪苓、泽泻之类，启上闸，开支河，导湿下行以为出路，湿去气通，布津于外，自然汗解。"本案用藿香、柴胡、青蒿、薄荷解暑，治寒热往来，知母、黄芩、栀子、豆豉清解郁热，草果、青皮祛湿理气和胃。

案例 7

韩左，年十三岁。牡疟，间日发疟，寒重热轻，二便不利，治宜和解偏温。柴胡一钱五分，淡干姜八分，姜半夏一钱五分，黄芩八分，天花粉二钱，生牡蛎四钱，桂枝八分，益元散三钱（包煎），淡豆豉三钱，葱白三个。

按语： 牡疟又名牝疟，疟疾之一。《金匮要略·疟病脉证并治》："疟多寒者，名曰牝疟。"《三因极一病证方论·疟叙论》："病者寒多，不热，但惨戚振栗，病以时作，此以阳虚阴盛，多感阴湿，阳不能制阴，名曰牝疟。"常用柴胡桂枝干姜汤、蜀漆散等方进行治疗。本案间日发疟，寒重热轻，故以柴胡桂枝干姜汤为底方和解之，又二便不利，恶寒重，加益元散以利小便，葱、豉以散风寒。

案例 8

李右，年二十三岁。热霍乱，吐泻腹痛，小便短热，治宜苦辛芳淡。藿香三钱，茯苓二钱，新会皮一钱五分，泽泻二钱，香连丸一钱，飞滑石四钱（包煎），贯众三钱，甘松六分，佩兰叶二钱，春砂壳八分。

按语： 热霍乱又称热气霍乱，多因感受暑热湿浊之邪，或内伤饮食厚味，郁遏中焦所致。《素问·六元正纪大论》："热至则身热，吐下霍乱。"《霍乱论》："倘热霍乱因暑邪深入而滞其经隧，显脉细、肢寒之假象者，必有溺赤便臭之真谛。"症见心腹绞痛，上吐下泻，烦闷扰乱，昏不知人。夹有停滞者，更兼吐下皆有酸臭味，脉多见洪数。治宜清热化湿，辟秽泄浊。方如连朴饮、燃照汤、黄连香薷饮、清暑益元散、急救回生丹、解毒活血汤等，均可选用。本案吐泻腹痛，小便短热，乃湿热蕴结中焦之象，故以藿香、佩兰、陈皮、砂仁、木香、甘松芳香化湿，和胃理气，黄连、贯众清热泻火解毒，茯苓、泽泻、滑石祛湿利小便。全方合用苦辛芳淡，清热化湿，理气和中。

案例 9

茹左，暑湿入膜络，下午热重，背生疮，右足筋挛，治以辛凉通解。金银花三钱，青连翘三钱，白芷一钱，焦山栀三钱，青蒿二钱，紫地丁三钱，丝瓜络三钱，宽筋草三钱，嫩桑枝二尺。

按语：暑湿即暑热夹湿，邪气损伤营卫，故见背生疮，下午热重之象；邪气入经络，"湿热不攘，大筋缳短，小筋弛长"，故见右足筋挛。故用银花、青蒿、栀子解暑清热，连翘、白芷、地丁解毒消疮，丝瓜络、宽筋草、桑枝通经络解拘挛。

案例 10

邵左，暑瘵，咳血咯痰，脘满胃钝，溺短赤热，治宜清金保肺。冬桑叶三钱，甜杏仁二钱，瓜蒌皮三钱，天门冬一钱五分，广郁金三钱，焦山栀三钱，紫菀三钱，白前二钱，杜兜铃一钱五分，海蛤壳八钱（生打）。

按语：暑瘵指感受暑热而突然咯血咳嗽，状似"痨瘵"的病证。是因暑热伤肺，蒸迫肺络所致。临床表现有烦热口渴、咳嗽气喘、头目不清、咯血、衄血，脉洪而芤等。本案出现咳血咯痰是暑热犯肺，肺络损伤之象；脘满胃钝是中焦气滞的表现，应是肺热犯胃，影响到胃气的和降；溺短赤热，是内热的表现。故用桑叶、瓜蒌皮、栀子清热肃肺，杏仁、紫菀、白前止咳化痰，马兜铃、海蛤壳清肺止血，天冬滋阴润肺，郁金理气和胃。共奏清热止咳，止血化痰之功。

案例 11

包左，伏暑兼寒，咳嗽，寒热，胃钝，溺赤热，治宜芳淡兼疏。杏仁三钱，广皮红一钱五分，薄荷一钱五分，瓜蒌皮三钱，焦山栀三钱，淡豆豉三钱，青蒿二钱，青连翘三钱，葱白三枚，嫩桑枝二尺。

按语：长夏受暑，过夏而发者，名曰伏暑，有邪伏气分和邪伏营分之分。本案为邪伏气分，又兼感受寒邪，故出现咳嗽、寒热、胃钝、溺赤热等症，故用薄荷、栀子、青蒿、连翘清解郁热，杏仁、陈皮、瓜蒌皮理气化痰，葱白、豆豉疏散风寒，桑枝透达余邪。

案例 12

祝左，伏暑夹痰，寒热头痛，胃钝，肢懈，咳嗽痰多，治宜清暑化痰。枳壳一钱五分，焦山栀三钱，青连翘三钱，瓜蒌仁四钱，广皮红一钱五分，广郁金三钱，前胡二钱，苏子二钱，黄芩一钱五分，嫩桑枝二尺。

按语：伏暑夹痰，故出现寒热头痛，咳嗽痰多等症，宜清解所伏暑热之邪，兼化痰热，故用栀子、连翘、黄芩、桑枝透邪清热，瓜蒌仁、橘红、前胡、苏子清肺化痰，枳壳、郁金理气和胃。

案例 13

王左，伏暑夹食，下午热盛，胸闷胃钝，溺赤热，治宜清化兼消。枳壳一钱五分，青蒿二钱，佛手片一钱五分，鸡内金一钱五分，焦山栀三钱，青连翘三钱，黄芩一钱五分，木香槟榔丸三钱，飞滑石四钱（包煎），嫩桑枝二尺。

按语：伏暑夹食，除下午热盛，溺赤热等暑热内伏的表现外，还有胸闷胃钝之食积表现，故用青蒿、栀子、连翘、黄芩、桑枝清解透热，枳壳、佛手、内金、木香槟榔丸消食和胃，宽胸理气，并加滑石导热从小便而解。

案例 14

李左，伏暑内陷，内热胸闷胃钝，夜间神昏，防厥，治宜清透。焦山栀三钱，青连翘三钱，广郁金三钱，细木通一钱，玳瑁一钱五分，佛手柑一钱五分，瓜蒌皮三钱，鸡内金一钱五分，青蒿脑二钱，益元散四钱（包煎），鲜淡竹叶三十片。

按语：伏暑内陷，夜热神昏，胸闷胃钝，恐其有内入心包之势，故以山栀、连翘、淡竹叶、青蒿脑清热解暑，郁金、玳瑁开窍凉肝醒神，佛手、内金柔肝和胃，瓜蒌皮、木通、益元散化痰利湿。

（二）杂证

案例 1

韩右，络瘀，腰腹齐痛，胃钝，口淡，治宜通络定痛。制香附二钱，酒炒玄胡二钱，丝瓜络三钱，甘松八分，乌药一钱，明乳香五分，苏丹参三钱，络石藤三钱，新绛二钱，紫金片四分（冲）。

按语： 叶天士《临证指南医案》云："初病在经，久痛入络。"因经主气，络主血，所以络瘀多属血分瘀滞。故本案以香附、玄胡、丹参、新绛、乳香为主活血化瘀，辅以甘松、乌药、紫金片行气止痛，兼理脾胃气滞，佐以丝瓜络、络石藤增强通络之功。

案例 2

金右，郁胀，胸闷腹胀，二便不利，胃不能食，食下即胀，治宜疏郁通降。香附二钱，广郁金三钱，六神曲三钱，大腹皮三钱，小青皮一钱五分，煨甘遂八分，车前子五钱，地骷髅四钱，路路通十枚，紫金片四分（冲）。

按语： 郁胀即气胀，何廉臣认为，多因"七情郁结，气道壅隔，上不得降，下不得升"所致，故可见胸闷腹胀，二便不利，胃不能食，食下即胀，当治以达郁宽中，通降浊气。故以香附、郁金解郁，大腹皮、青皮、路路通、神曲消胀化食，车前子、甘遂、地骷髅通利二便，紫金片通利秽浊。

案例 3

张左，胸痹，胸闷气塞，病将一月，治宜宽胸宣痹。瓜蒌仁四钱，薤白一钱五分，枳实一钱五分，苦桔梗一钱，制香附二钱，广郁金三钱，川厚朴一钱，小青皮一钱，蔻仁末四分（冲），路路通六枚。

按语：《金匮要略·胸痹心痛短气病脉证治》曰："胸痹之病，喘息咳唾，胸背痛，短气，寸口脉沉而迟，关上小紧数，栝楼薤白白酒汤主之。"又云："胸痹心中痞，留气结在胸，胸闷，胁下逆抢心，枳实薤白桂枝汤主之。"本案遵仲景瓜蒌薤白剂宽胸宣痹之法，以瓜蒌仁、薤白宽胸宣痹，枳实、厚朴行气降气，香附、郁金、青皮疏肝理气，蔻仁和胃，桔梗载药上行，路路通通经活络。诸药合用则胸闷除，气塞开。

案例 4

谢右，肺痨初期，咳血咯痰，气逆，胸胁及遍身筋骨皆痛，治宜清金保肺。冬桑叶二钱，甜杏仁三钱，百合二钱，款冬花三钱，淡竹茹三钱，海蛤壳六钱，北沙参三钱，生米仁四钱，紫菀三钱，白前二钱。

按语： 肺痨是指由于正气虚弱，感染痨虫，侵蚀肺脏所致，以咳嗽、咯血、潮热、盗汗及身体逐渐消瘦等症为主要临床表现，具有传染性。初期仅感疲劳乏力，干咳，食欲缺乏，形体逐渐消瘦。病重者可出现咯血，潮热，颧红，盗汗，形体明显消瘦等的慢性消耗性疾病。本案为肺痨初期，但已出现咳血咯痰，气逆，胸胁及身皆痛等症，为痰热犯肺所致，故以桑叶、百合、冬花、竹茹、海蛤壳清肺化痰，杏仁、紫菀、白前止咳化痰，北沙参养阴润肺，生米仁祛湿排痰。

案例 5

马左肺燥，咽干，咳吐黏痰，胸痞，治宜清润。甜杏仁三钱，冬桑叶二钱，杜兜铃一钱五分，瓜蒌皮一钱五分，炙枳壳一钱五分，广郁金三钱，瓜子四钱，紫菀三钱，白前二钱。

按语： 肺燥为感受燥邪，侵犯肺卫所致病证，常发于秋季。病因病机有内外两个方面：外因为感受时令燥邪，燥为秋令主气，内应于肺，侵袭人体，先犯上焦肺卫，外则卫气失和，内则肺气失宣，故燥邪袭肺常先有外感表证，随之出现肺燥征象。根据燥邪偏寒与偏热的不同，又可分凉燥袭肺和温燥袭肺。日久燥邪未解，导致肺燥化火，耗劫肺阴，灼伤肺络，成为肺燥阴伤证。内因方面，则由久咳伤津，阴虚内燥，肺失滋润，以致肃降无权，肺气上逆，出现阴虚肺燥。本案为外燥伤肺，肺气失宣，故出现咽干，咳吐黏痰，胸痞等表现，治以清润之法，以桑杏汤加减变化。

案例 6

陶右，肝风，头晕而痛，心泛，胃钝，四肢微痉，治宜清肝息风。冬桑叶二钱，滁菊花二钱，明天麻一钱，钩藤三钱，辰茯神三钱，石决明六钱，焦山栀三钱，宽筋草三钱，广郁金一钱五分，桑枝二尺。

按语： 肝风是指肝受风邪所致的疾患。肝风内动的病证，症见眩晕、痉厥、四肢抽搐。《素问·至真要大论》云："诸风掉眩，皆属于肝。"本案为肝风内动之证，故见头晕而痛，四肢微痉，治以俞根初羚角钩藤法去羚羊角平肝息风。

案例 7

王右，肝郁，呕止，胃尚痛，腰疼，治宜平肝和胃。制香附二钱，广郁金三钱，蜜炙玄胡一钱五分，明乳香五分，甘松六分，络石藤三钱，宽筋草三钱，生姜汁二滴，甘蔗汁一瓢，和匀同冲。

按语： 肝郁是指由于肝的疏泄功能异常，疏泄不及而致气机郁滞所表现的证候，又称肝气郁结证。本案为肝郁犯胃，故见胃痛、呕吐，故治以平肝和胃，方用香附、郁金疏肝理气，玄胡、乳香活血定痛，甘松、姜汁、甘蔗汁和胃养胃，络石藤、宽筋草活络止痛。

案例 8

屠右，肝郁络瘀，左小腹及左肩四肢俱痛，治宜疏肝通络。柴胡五分，生白芍二钱，络石藤三钱，明乳香六分，小青皮八分，秦艽二钱，桂枝木八分，广橘络八分，当归一钱五分，宽筋草三钱，小茴香二分。

按语： 肝郁日久，气滞血瘀，出现左小腹及肩四肢疼痛，故治以疏肝通络，以柴胡、白芍、青皮、橘络疏肝解郁，乳香、当归活血定痛，络石藤、桂枝、宽筋草通络止痛，小茴香理气和胃。

案例 9

金左，肾热遗精，睡发惊悸，精滑自遗，溺热余沥，治宜清热滋肾。细生地四钱，淡竹叶一钱五分，海蛤壳三钱，川黄柏五分，甘草梢八分，芡实四钱，春砂壳八分，青盐陈皮一钱，生牡蛎四钱，莲子心三十支（冲）。

按语：遗精是指不因性交而精液自行泄出的病证。有梦而遗者名为"梦遗"，无梦而遗，甚至清醒时精液自行滑出者为"滑精"。多由肾虚精关不固，或心肾不交，或湿热下注所致。本案为肾热所致，故治以清热滋肾，以竹叶、甘草梢、莲子心清心火，黄柏清相火，海蛤壳、生牡蛎、芡实固涩肾精，生地滋阴清热，砂仁、陈皮理气导滞。

案例 10

刘左，筋疝，小腹睾丸上下筋串而痛，治宜舒筋通络。络石藤三钱，宽筋草三钱，小青皮八分，小茴香六分，炒橘核三钱，柴胡八分，广橘络一钱五分，明乳香八分，海藻二钱，昆布二钱。

按语：《增订通俗伤寒论》曰："筋疝者，即《经》之疝瘕，《病源》谓之癥疝。有因房劳及服壮阳邪方得之，其证阴囊肿胀，或溃或痛，而里急筋缩，或茎中痛，甚则兼痒，或挺纵不收，小腹热痛，出白物如精，随溺而下。宜治肝经湿热，以龙胆泻肝汤加减。丹溪谓内郁湿热之证，用乌头栀子汤（乌头末、山栀子）。"本案应为寒凝肝脉所致，故用茴香、橘核暖肝散寒，青皮、柴胡来疏肝理气，海藻、昆布软坚散结，络石藤、宽筋草、橘络、乳香通络止痛。

（三）妇科病证

案例 1

朱右，冲任伏热，经乱带多，来时前后无定，治宜清肝滋阴。焦山栀三钱，牡丹皮一钱五分，生白芍三钱，白薇三钱，海蛤壳三钱，盐水炒川柏五分，春砂壳八分，柴胡五分，生草梢八分，青盐陈皮七分。

按语： 冲任伏热，可使阴精暗耗，肾阴亏损，或迫血妄行，或湿热带下。故本案出现经乱带多，月经先后无定等症，故当清伏热、滋冲任。方用焦山栀、丹皮、白薇、黄柏从气血两方面清其伏热，白芍养肝阴，柴胡疏肝气，海蛤壳收涩止带，砂仁、盐陈皮理下焦气机。

案例 2

谢右，肝肾阴亏，带多腰痛，经淡而少，治宜柔肝滋阴。化龙骨三钱，煅牡蛎三钱，海蛤壳三钱，川断二钱，络石藤三钱，桑寄生三钱，当归身二钱，杭白芍五钱，细生地三钱，春砂壳八分。

按语： 肝肾阴亏，故腰痛，经淡而少，故以川断、寄生、当归、白芍、生地补肝肾，强腰膝，滋阴血；带下为多，故以龙骨、煅牡蛎、海蛤壳收涩止带，辅以砂仁理下焦气机。

案例 3

谢右，血虚肝热，头晕心悸，带多，腰痛，治宜养血清肝。细生地二钱，生白芍三钱，白薇三钱，川断二钱，桑寄生三钱，络石藤三钱，生石决明六钱，明乳香五分，海蛤壳三钱，广郁金三钱。

按语： 血虚肝热当养血清肝，头晕心悸为血虚肝热之象，故治以生地、白芍、白薇、生石决清肝热养阴血；然腰痛为肾虚之象，故辅以川断、寄生补肝肾强腰膝，又辅以乳香、郁金、络石藤疏肝活络止痛；带多故加海蛤壳收涩止带。

案例 4

鲁右，气虚下陷，子宫下坠，时流稠水，治以补中升气。潞党参一钱五分，生黄芪三钱，生冬术一钱五分，清炙甘草五分，当归一钱，新会皮八分，炙升麻五分，柴胡五分，棉花根一两，杜赤豆八钱，煎汤代水。

按语： 气虚下陷，子宫下坠，故治以补中升气，以补中益气汤为底方，棉花根一两煎汤代水加强补益中气的作用，赤小豆八钱煎汤带水祛湿化浊，治疗带下增多。

案例5

胡右，胞阻，经停四月，腹痛而动，脉滑属孕，治宜调气和血。嫩苏梗一钱五分，制香附二钱，新会皮一钱五分，明乳香五分，甘松六分，原春砂一钱（杵），广木香六分，葱白二枚。

按语：胞阻又名妊娠腹痛，其病名出《金匮要略·妇人妊娠病脉证并治》："假令妊娠腹中痛，为胞阻，胶艾汤主之。"胞阻多因胞脉、胞络气血运行不畅所致。指妊娠期间小腹隐隐疼痛，时作时止，尚未引及胎元的妊娠疾病。本案妊娠腹痛为气血不和所致，故治以调气和血，以苏梗、香附、陈皮、甘松、砂仁、木香理气安胎，乳香活血定痛，葱白交通气血。

何廉臣

后世影响

一、历代评价 🕊

何廉臣是民国时期的著名医家，被后人称为"浙绍医林之魁"。何廉臣与裘庆元、曹炳章被并称为民国时期"整理古籍、保存国粹"的三大代表人物。

杜同甲（1924年任《绍兴月报》总编辑）评价何廉臣说："穷心岐黄四十载，其治伤寒，尤为名家。"

曹炳章在对《通俗伤寒论》总结时说："先师（指何廉臣）考古证今，发明学理，其实验疗法，皆四十余年心血之结晶……不但四季时病无不具备，而重要杂症亦无遗漏矣。"

张山雷称其是"堪于孟英、九芝两家相颉颃，鼎峙成三而无愧色"的医学大家。友人曾为何廉臣作四言诗云："宏猷大度，博通今古，自号迂医，越中翘楚。"

经笔者统计，新中国成立以来，研究何廉臣的相关文献有40余篇。认为何廉臣于结社办报、光大绍派伤寒学说、整理古籍诸方面，颇多建树，对改革医案形式，也有不可磨灭的贡献。

对于何廉臣的学术思想，有学者将何廉臣归为寒温融合派。赵立岩等认为何廉臣主张以六经辨热病，商榷卫气营血学说，在对《通俗伤寒论》进行逐条勘证，加以发挥时实有将伤寒、温病融于一炉之概，而无偏主一格之弊。张家玮称何廉臣学术上融合寒温，发展外感热病学说，主要表现在其增订《通俗伤寒论》《重订广温热论》及《感症宝筏》等书，称何廉臣为著名的医学临床家和杰出的医学理论家。柴中原称何廉臣以擅长治疗内、妇、儿科著称，于江南感证，尤多心得，是一位能使伤寒学家、温热学家之经验融于一炉的伤寒学大家，其学术成就主要在外感方面。其他如沈钦荣、张家玮认为何廉臣为绍派伤寒代表人物，阐发了绍派伤寒的代表观点，为绍派伤寒的发展做出了重大贡献。

此外，何廉臣为中医规范化书写病案开拓者之一。陆士谔（民国时期上海名医）评价："采集之严而不滥，分类之精而不琐，较之汪氏《名医类案》、魏氏《续名医类案》实无愧色。"1931年江苏周禹锡、萧尚之《呈中央国医馆衡选教材之建议书》中，建议将《全国名医验案类编》选为医案教材。

二、学派传承

何廉臣善于集前人之精华，其将张仲景、叶天士、俞根初及其师樊开周之说，融会贯通，发扬光大。其祖何秀山为伤寒名家，他在继承家学的基础上，增订校勘俞根初的《通俗伤寒论》，并融合自己的经验，为绍派伤寒的发展和传播做出了较大的贡献。近贤曹炳章、毛凤岗、严绍歧、俞修源、郑惠中等皆出何廉臣门下，无锡周小农等也景仰何氏医术而私淑其门墙，徐荣斋、史介生为其再传弟子，其子幼廉亦"笃学精诣，能传其业"。

1. 师从名家

何廉臣启蒙老师为其祖父何秀山，何秀山为当地名医，后又拜师于越中名医樊开周，何廉臣侍诊三年，悉心汲取老师丰富的临床经验，并留心于明清各家学说，尽得樊氏之传。何廉臣先后到苏州、上海等地游学，访求名家。与设诊于吴门的绍兴名医赵晴初（1823—1895）结为忘年交，一起探讨学术，提出"绍地滨海，地处江南，民喜酒茶，感证多以湿温居多"

的见解。何廉臣曾在上海居住 3 年，每遇名医，辄相讨论，与丁福宝、周雪樵、蔡小香等沪上名医来往密切。

何廉臣极力推崇叶天士之学，自号印岩，广泛深入研究过温病各家学说，其观点集中体现在何廉臣著作《重订广温热论》中。然而何廉臣临证仍觉"卫气营血辨证"之不足，遂专主研究六经辨证与三焦辨证。俞根初辨证六经三焦相结合的寒温融合思想，对何廉臣影响很大。

2. 发扬绍派伤寒之学

绍派伤寒，以俞根初《通俗伤寒论》而得名。《通俗伤寒论》何秀山序曰："吾绍伤寒有专科，名曰绍派。"它发端于明代，成熟于清末民初。俞根初的《通俗伤寒论》一书，奠定了绍派伤寒的学术理论体系。

何廉臣耗费 13 年时间（1916~1929）潜心研究俞根初《通俗伤寒论》，根据自己的理论见解及临床实践，对该书进行了整理重订，从 3 卷增加到 12 卷，著成《增订通俗伤寒论》，这是绍派伤寒的一次集成，被后世公认为绍派伤寒之代表。此外，何廉臣校勘的伤寒古籍有《伤寒百证歌诀》《伤寒广要》《伤寒论识》等，有的加以批注，有的加以发挥，都有先生独到的见解。他对伤寒学的贡献不仅在绍兴是空前的，在全国亦不多见。

3. 薪火传承

何廉臣门人甚多，如曹炳章、毛凤岗、严绍岐、俞修源、郑惠中及无锡名医周小农等，其再传弟子有徐荣斋、史介生等。弟子曹炳章亦乃医学大家，与何廉臣既是师徒，又为同僚。他与何廉臣等合办《绍兴医药月报》，所集《中国医学大成》附有总目提要，分医经、药物、诊断、方剂等共 13 类 365 种，对保存和普及中国医学文献有一定作用。王聘贤（1895—1964），早年留学日本东京明治大学，后师从日本汉医学家木村氏。归国后，问业于何廉臣，潜心研究名医著作，遂得其旨，著有《伤寒论考评》《神农本草经研究录》《解本草纲目拾遗》等。何廉臣再传弟子徐荣斋

（1911—1982），早年从业于赵晴初高足杨哲安先生，后又问业于曹炳章先生，并在何廉臣整理基础上于1944～1955年增订《重订通俗伤寒论》。史介生（1896—1941），亦问业于曹炳章，发扬何廉臣文献整理学风，协助曹炳章编成《中国医学大成》，并著有《敖氏伤寒论注释》。

综上所述，何廉臣一生致力于中医学术的传承与发展，精于理论，勤于临床，增订《通俗伤寒论》，发展伤寒学说，强调寒温融合，为"绍派伤寒"的代表人物；其辨证崇尚六经，结合三焦；重订《广温热论》，从伏火论治温病，阐明伏气温病与新感温病的区别，丰富了温病辨证论治体系，促进了温病学说的发展；重视整理古医籍，兴办中医教育，创建中医学会、学报，改革医案形式，为传承和发展中医做出了重要的贡献。

何廉臣

参考文献

［1］何廉臣.新医宗必读［M］.医学研究会编，1909.

［2］何廉臣.全国名医验案类编［M］.福州：福建科学技术出版社，2003.

［3］清·吴贞著；何廉臣重订.感症宝筏［M］.福州：福建科学技术出版社，2004.

［4］何廉臣.增订通俗伤寒论［M］.福州：福建科学技术出版社，2004.

［5］清·戴天章原著；何廉臣重订.重订广温热论［M］.福州：福建科学技术出版社，2006.

［6］何廉臣.增订伤寒百证歌注［M］.福州：福建科学技术出版社，2008.

［7］何廉臣.实验药物学［M］.福州：福建科学技术出版社，2008.

［8］何廉臣.小儿诊法要义［M］.北京：人民卫生出版社，2008.

［9］何廉臣.感症宝筏［M］.太原：山西科学技术出版社，2011.

［10］何廉臣.发刊辞［J］.绍兴医药学报，1908，（1）：1-2.

［11］何廉臣.痨损新诠绪言.绍兴医药学报，1908，（7）.

［12］何廉臣.公编医学讲义之商榷［J］.绍兴医药学报，1915，（70）：13-15.

［13］何廉臣.医学分科之商榷［J］.绍兴医药学报，1917，（70）：13-15.

［14］何廉臣.争求全国名医验案缘起.绍兴医药月报，1924，1（8）：2-3.

［15］何廉臣.本报宗旨之宣言［J］.绍兴医药学报，1926（25）：1-2.

［16］绍兴医学会.湿温时疫治疗法［M］.上海：大东书局，1937.

［17］清·吴坤安撰；清·邵仙根评.伤寒指掌［M］.上海：上海科学技术出版社，1959.

［18］郭霭春.八十一难经集解［M］.天津：天津科学技术出版社，1984.

［19］史常永，姜典华，樊正伦.（一）医史何廉臣生平事略.张伯讷主

编 . 中医年鉴［M］. 北京：人民卫生出版社，1985.

［20］清·戴天章著；刘祖贻，唐承安点校 . 广瘟疫论［M］. 北京：人民卫生出版社，1992.

［21］李经纬，余瀛鳌，欧永欣，等 . 中医大辞典［M］. 北京：人民卫生出版社，1995.

［22］陈克正 . 叶天士诊治大全——叶天士医案研究［M］. 北京：中国中医药出版社，1995.

［23］清·唐容川 . 血证论［M］. 北京：中国中医药出版社，1996.

［24］明·缪希雍著；盛燕江校注 . 先醒斋医学广笔记［M］. 北京：中国中医药出版社，1998.

［25］袁钟，图娅，彭泽邦，等 . 中医辞海·中册［M］. 北京：中国医药科技出版社，1999.

［26］邓铁涛 . 中国医学通史（近代卷）［M］. 北京：人民卫生出版社，2000.

［27］江一平 . 古医籍各家证治抉微（古医籍图书抉微）［M］. 北京：中医古籍出版社，2000.

［28］李经纬，区永欣，余瀛鳌，等 . 简明中医辞典［M］. 北京：中国中医药出版社，2001.

［29］裘沛然 . 中国医籍大辞典［M］. 上海：上海科学技术出版社，2002.

［30］河北医学院 . 灵枢经校释［M］. 北京：人民卫生出版社，2004.

［31］汉·张仲景；晋·王叔和撰次；钱超尘，郝万山整理 . 伤寒论［M］. 北京：人民卫生出版社，2005.

［32］汉·张仲景；何任，何若苹整理 . 金匮要略［M］. 北京：人民卫生出版社，2005.

［33］清·王清任 . 医林改错［M］. 北京：人民卫生出版社，2005.

［34］浙江省人物志编纂委员会编，魏桥主编 . 浙江省人物志［M］. 杭州：

浙江人民出版社，2005.

[35] 清·叶天士撰；张志斌整理.温热论［M］.北京：人民卫生出版社，2007.

[36] 山东中医学院，河北医学院校释.黄帝内经素问校释［M］.北京：人民卫生出版社，2010.

[37] 徐荣斋.重订通俗伤寒论［M］.北京：中国中医药出版社，2011.

[38] 张居适，沈钦荣.越医薪传［M］.北京：中国中医药出版社，2013.

[39] 王敬严.与何廉臣论中医学校办法［J］.绍兴医药学百期纪念增刊，1909.

[40] 杨震泽.绍兴医学会简章［J］.绍兴医药学报，1909（4）：13.

[41] 周禹锡等.呈中央国医馆衡选教材之建议书［J］.医界春秋，1931：34.

[42] 徐荣斋.何廉臣先生的学术经验［J］.浙江中医杂志，1963，（3）:6-8.

[43] 徐荣斋.看舌十法和辨苔十法——四谈何廉臣先生学术经验［J］.浙江中医药，1979，（4）：107.

[44] 徐荣斋.对六淫病的见解和治法——再谈何廉臣先生的学术经验［J］.浙江中医杂志，1979，（38）：38-39.

[45] 徐荣斋.治痰心得——三谈何廉臣先生学术经验［J］.浙江中医药，1979，（75）：75.

[46] 匡萃章.何廉臣《重订广温热论》伏气温病学说探讨［J］.中医杂志，1980，（7）：7.

[47] 郭振球.何廉臣论六淫病.浙江中医杂志［J］.1980（7）：298-301.

[48] 沈敏之.试论何廉臣对湿温证的论治［J］.浙江中医杂志，1980，（7）：302-303.

[49] 刘克定.何廉臣先生学术经验拾遗［J］.绍兴中医，1981，（2）：26.

[50] 陈天祥，柴中元."绍派伤寒"学术思想略窥——兼谈俞根初、何廉臣的学术见解［J］.浙江中医学院学报，1982，（2）：47-49.

［51］陈天祥，董汉良.何廉臣论治血证经验简介［J］，浙江中医学院学报，1984，8（6）：40-41.

［52］柴中元，陈天祥，李钧烈，等.何廉臣生平及其对祖国医学之贡献［J］.中华医史杂志，1984，14（2）：87-89.

［53］董汉良.何炳元与《新纂儿科诊断学》［J］.浙江中医学院学报，1984，（2）：37-39.

［54］张朝曦.读《重订广温热论》札记［J］.广州中医学院学报，1985，（3）：54-56.

［55］方春阳.何廉臣对叶天士学说的阐发［J］.浙江中医学院学报，1985，（6）：36-38.

［56］张夏.学习俞根初、何廉臣伏暑晚发论的体会［J］.成都中医学院学报，1985，（4）：34-37.

［57］张明月.《重订广温热论》中的温热遗症疗法［J］.重庆中医药杂志，1988，（1）：37-38.

［58］刘兴旺.何廉臣论温毒述要［J］.新疆中医药，1990，（4）：27-28.

［59］刘兴旺.温病汇通学家何廉臣学术思想浅探［J］.新疆中医药，1992，（8）：11-13

［60］沈钦荣.何廉臣与新医案式［J］.浙江中医学院学报，1993，17（4）：40.

［61］赵立岩，刘晖桢.论近代寒温融合流派的产生与发展［J］.中医杂志，1997，38（2）：73-75.

［62］张霆，刘海涛.绍派伤寒源流及学术思想浅析［J］.四川中医，2002，20（9）：6-8.

［63］张霆，刘海涛.绍派伤寒源流及学术思想浅析［J］.四川中医，2002，20（9）：6.

［64］张家玮.何廉臣生平及学术思想研究［J］.北京中医药大学学报，

2004，27（6）：18-20.

［65］金丽.何廉臣温病治法不如伤寒说辨析［J］.中国医药学报，2004，
19（4）：203.

［66］沈钦荣.绍派伤寒的形成及对仲景学说的贡献［J］.中医药临床杂志，
2006，18（1）：11.

［67］袁长津.论20世纪中医外感热病临床学术的创新发展［J］.中医药导
报，2007，13（4）：5-7.

［68］陆雪秋.何廉臣生平与学术思想研究［D］.北京：中国中医科学院，
2008.

［69］沈元良.何廉臣学术思想探析［J］.中华中医药学刊，2010，28（2）：
256-257.

［70］刘柳.寒温融合派医家学术思想的研究现状［J］.长春中医药大学学
报，2011，21（2）：321-322.

［71］鲍玺，温成平.何廉臣伏气温病学说探析［J］.浙江中医杂志，2014，
49（6）：391-393.

［72］张若霞.何廉臣医案［J］.中医杂志，1959，（2）：61-62.

汉晋唐医家（6名）

张仲景　王叔和　皇甫谧　杨上善　孙思邈　王　冰

宋金元医家（18名）

钱　乙　成无己　许叔微　刘　昉　刘完素　张元素
陈无择　张子和　李东垣　陈自明　严用和　王好古
杨士瀛　罗天益　王　珪　危亦林　朱丹溪　滑　寿

明代医家（25名）

楼　英　戴思恭　王　履　刘　纯　虞　抟　王　纶
汪　机　马　莳　薛　己　万密斋　周慎斋　李时珍
徐春甫　李　梴　龚廷贤　杨继洲　孙一奎　缪希雍
王肯堂　武之望　吴　崑　陈实功　张景岳　吴有性
李中梓

清代医家（46名）

喻　昌　傅　山　汪　昂　张志聪　张　璐　陈士铎
冯兆张　薛　雪　程国彭　李用粹　叶天士　王维德
王清任　柯　琴　尤在泾　徐灵胎　何梦瑶　吴　澄
黄庭镜　黄元御　顾世澄　高士宗　沈金鳌　赵学敏
黄宫绣　郑梅涧　俞根初　陈修园　高秉钧　吴鞠通
林珮琴　章虚谷　邹　澍　王旭高　费伯雄　吴师机
王孟英　石寿棠　陆懋修　马培之　郑钦安　雷　丰
柳宝诒　张聿青　唐容川　周学海

民国医家（7名）

张锡纯　何廉臣　陈伯坛　丁甘仁　曹颖甫　张山雷
恽铁樵